不生病的生活真好

寫給你的健康長壽寶典

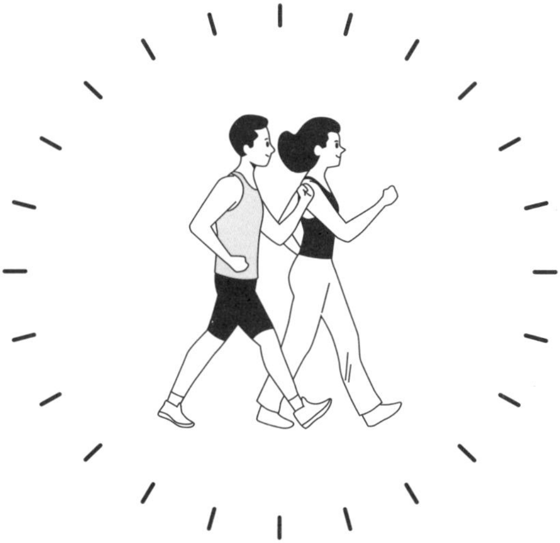

鈴木祐 著

李瑷祺 譯

不老長寿メソッド

死ぬまで若いは
武器になる

【共鳴推薦】

這本書印證我的健康祕訣

作家／安眠書店主持人　田定豐

很多人最常問我的問題就是：「你是怎麼保養的？不只是外在，還有身體的健康。」是的，我連感冒都非常少，連我自己也說不出所以然。直到看完這本書才知道，**我常年堅持的飲食習慣和生活方式，竟然有七成以上就是按照書裡的方式進行的。**我可以說是這本書的活見證者。

下次，有人問我究竟如何不會老？我肯定會請他好好讀這本書。

不只活得長壽更要活得健康

整形外科醫師　王樹偉

過去兩百年間，人類的預期壽命逐漸增加。雖然人總免不了一死，但如何能夠活得健康又長壽，仍是一個重要的課題。

本書作者沒有提出特別不同的技巧，也沒推出新理論，而是**參考無數文獻，做系統性的整理，並用淺顯易懂的方式，告訴讀者如何去身體力行。**

推薦大家閱讀這本「健康長壽手冊」，好好了解自己的身體。

前言

這世上有一群人擁有著令人驚愕的不老身心。對許多國家而言，國民的健康壽命（譯註：健康壽命是一個人健康、沒有疾病、且擁有正常社會、生活功能的時間）頂多是到七十歲，但他們活到了一百歲，依舊能在戶外健步如飛，對於演奏樂器、下西洋棋等需要用腦的行為，也是手到擒來。

各位知道義大利的薩丁尼亞島嗎？這是一座風光明媚的觀光島嶼，坐落在地中海，也是知名的度假勝地，深受名流人士喜愛。

但薩丁尼亞島的名氣在科學家之間，卻是源自另一個層面——此處是一個**「超長壽地區」**，住這座島上的百歲人瑞，人數高居全球之冠。

據統計，住在這個地區的百歲人瑞比例，高達一般先進

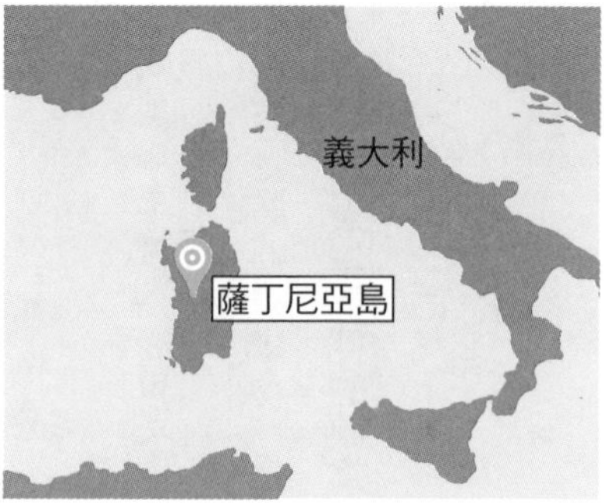

國家的十倍之多。日本雖然也是一個以長壽著稱的國家，但面對薩丁尼亞島仍是望塵莫及。

這座島嶼還有一個更令人驚奇的地方，那就是絕大多數的百歲人瑞，不僅是長壽而已，還過著愉快充實的生活。

老人們一早就活力十足地在住處附近走動，島上沒有任何一個癱臥在床的老人。他們和自己的家人、朋友們有著深厚的情誼，並熱情地投入於個人的興趣，像是唱歌、做菜，而且至死之前都能持續勞動。換言之，到老他們都在盡情享受著人生。

南美玻利維亞的「齊曼內人」（Tsimane），也是一個值得一提的例子。齊曼內人是亞馬遜盆地的原住民，至今仍延續著舊石器時代的生活型態，過著狩獵和採集的生活。而他們的身體也持續受到科學家的關注。

因為齊曼內人中幾乎無人有過心臟相關疾病的病例。舉凡心絞痛、心肌梗塞、動脈硬化等現代人的常見疾病，在齊曼內

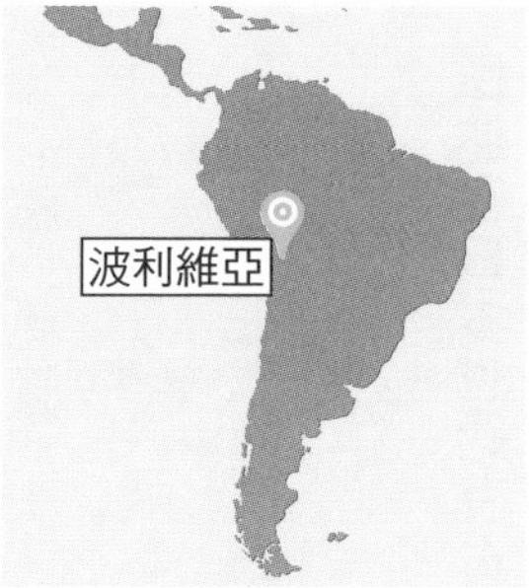

人中的發病率幾近於零，甚至看不見任何高血壓、膽固醇異常及肥胖等心臟病風險因子。

科學家對大約七百名齊曼內人進行電腦斷層掃描後發現，有百分之六十五的人過了七十五歲依舊保持動脈硬化風險為零的狀態[1]。尤其令人驚訝的是，過了八十歲的齊曼內人的血管年齡，相當於先進國家的五十歲左右。

正如各位所知，**在先進國家中，心臟病的死亡率僅次於癌症。即使在日本也約有百分之十五的人死於心臟病**，因此齊曼內人的健康程度，可見一斑。

薩丁尼亞島的百歲人瑞與齊曼內人的肉體上，究竟藏著什麼祕密？單純只是因為他們的基因特別優越，還是他們擁有什麼不為人知的長壽祕訣呢？

本書的宗旨就是借鏡這群「年輕不老得超乎常理」的人的生活型態，從科學的觀點學習抗老化的要訣，目標是透過這樣的過程，讓潛藏在我們身體與心智中的潛力發揮到最大極限，打下卓越的基礎，而能如薩丁尼亞島的百歲人瑞般盡情享受人生。值得慶幸的是，這十幾年來，人類對於老化機制的了解，已有了長足的進步，破解了許多能讓外在與內在維持年輕的祕密。當然，「老化」是所有生物無可避免的命運，但**我們仍舊可以在一**

定程度內逆轉我們的生理時鐘。

筆者在撰寫本書時參考的三千多份資料，**是根據GRADE系統**（GRADE System：Classification of Quality of Evidence and Strength of Recommendation）**等評比機制，從一九七〇年代至今發表過的抗老化文獻中挑選出的高品質文獻。**同時，筆者也尋求了UCLA（加州大學洛杉磯分校）、哈佛大學等機構的專家意見，精選出兼具科學性與效果性的技巧。

因此，本書就像是一張「精選合輯」，集合了古今東西的抗老術中所有最值得信賴的技巧。其中也包含了「睡眠」「運動」等老生常談，不過在數據的背書下，相信一定能讓讀者實踐起來更有動力。本書中所介紹的，當然也都是筆者正在實踐的技巧。

那麼，就讓我們進入正題吧。

二〇二一年一月　鈴木祐

PART 2 實踐篇——正確地接受痛苦

CHAPTER 2 運動——利用階段性的負荷，讓外貌與大腦一起變年輕

CHAPTER 3 毒與斷食——改善代謝功能，讓身體的細胞變年輕

CHAPTER 4

心智——分辨「老化壓力」與「逆齡壓力」

PART 3

實踐篇——正確地自我療癒

CHAPTER 5 營養素——了解逆齡飲食和老化飲食

CHAPTER 8

脫洗腦——擁有不老外貌的人有著什麼樣的心態？

PART 4

行動藍圖——正確地實踐

CHAPTER 9

行動藍圖——以最短路徑達成目標

PART 1

理論篇

正確地吸收知識

要拚命苦練，
更要拚命休息

——喬・福瑞（Joe Friel）
（專業教練，《鐵人三項訓練聖經》作者）

食療法、護膚法、改善生活習慣、放鬆身心……

坊間存在著五花八門的抗老術，而且不斷推陳出新。只要上網一查，就能找到數不盡的技巧，恐怕有不少人會在資訊的汪洋中迷失了方向。

因此，本書一開始，就要先跟各位介紹關於抗老化的根本觀念。坊間的抗老術雖然多如牛毛，但根據數據挑選出真正有效的方法後，就會發現他們在根本上都有著相同的重點。**因為所有正確的抗老術，都是根據共通的「一項原則」而成立的。**

如果將該原則簡化並歸納，那麼我們可以說，真正的抗老術是由以下三個階段所構成。

階段1 ▸ 痛苦
刻意讓自己的心智與身體承受打擊。

階段2 ▸ 復原
讓身心受到的創傷徹底得到療癒。

階段3 ▸ 反覆
反覆經歷痛苦與復原的階段。

不斷重複痛苦與復原的循環，是本書所有技巧的核心。只要一開始掌握住這個原則，就能減少在龐大的資訊中迷失的狀況。

接下來，筆者會詳細解說以上各階段的要點。

CHAPTER 1

痛苦⇅復原

——透過痛苦與復原的循環達到逆齡效果

階段1 痛苦

「所有殺不死我的，都讓我更強大。」

這句名言來自德國哲學家尼采，而這句話恰恰說明了人類與生俱來的復原力是如何運作的。

「因為十幾歲時有過被社團學長姊咆哮的經驗，才鍛鍊出了現在的忍耐力。」「工作上吃過的那些苦，在我轉換跑道後成為我的助力。」像這樣的經驗應該每個人都有過。撇開上司濫權所造成的不合理的壓榨不談，「適度的痛苦」絕對能夠提高我們的能力。

尼采的這句名言其實也剛好說明了抗老化的機制。因為所有殺不死你的痛苦，都具有使身體逆齡的效果。

「運動」可說是最顯著的例子。大家都知道運動有益健康，**比方說只要每天做十五分鐘的激烈運動，就能讓死於心臟疾病的機率，降低百分之四十五，整體死亡率也能降低百分之三十**[1]。運動的這個好處已經由許多研究數據反覆驗證，可說是無庸置疑。

聽完這項舉證，也許有人會質疑：「死亡率的降低，只能說明得到了健康的身體，並不證明有逆齡的效果吧？」

但各位請放心，「身體愈健康的人，看起來比實際年齡愈年輕」，這個觀點已獲得反覆驗證。

舉例來說，一項追蹤了一千八百二十六名雙胞胎的調查顯示，**在周圍的人眼裡愈年輕的人存活率愈高**[2]。另外一項日本的調查也指出，皮膚上黑斑、皺紋較少而看起來較年輕的女性，不但內臟脂肪較少，動脈硬化的風險也較低。**簡而言之，身體健康的人外貌看起來也很年輕**[3]。

關於哪些運動具有逆齡的效果，我將會在第二章中整理出來，供大家參考。

言歸正傳，各位知道嗎？運動能改善身體機能，進而讓我們看起來更年輕，這雖是不爭的事實，然而關於「為何多活動有助健康？」這個問題，我們卻還沒有一個明確的答案。

是因為分泌了特定的激素？因為能維持熱量的均衡？還是因為能提高胰島素的作用？

為何多活動能減少動脈硬化？為何運動能降低罹癌機率？對此，科學家們雖然提出了各式各樣的假說，但至今仍有許多謎題未解，還沒找到一個機制能正確地加以解釋。

不過，關於這一點，目前最可靠的假說就是**「毒物興奮效應」**（Hormesis）。這是德國科學家雨果・舒茲（Hugo Schulz）博士於一八八八年所發現的現象。某天，舒茲博士發現，少量的有毒物質竟然使酵母菌加速生長，博士感到十分神奇，而展開進一步調查，最後得到以下結論：

「任何物質給予少量就會造成激活，給予適量就會造成抑制，給予大量就會造成殺傷。」

也就是說，即使原本是對生物有害的物質，只要分量夠少，也能帶來有益的效果

[4]。在這之後，又有其他類似的發現，一九四三年，免疫學家切斯特・紹森（Chester Southam）證實，樹汁的有毒物質能提高菌類的生長速度，而**根據有「激活」之意的古希臘文「hórmfísis」**，將這個現象命名為「Hormesis」（毒物興奮效應）。一言以蔽之，毒物興奮效應的重點就是**「過多雖有害，少量卻能帶來益處」**。

一個人所承受的「痛楚」決定了他的運氣

自古以來，一直存在著許多類似於毒物興奮效應的觀點。

撰寫於二世紀的猶太教經典**〈阿伯特〉**（Pirkei Avot）（譯註：猶太典籍《米示拿》（Mishnah）的一章，意為「先父之章」，又譯為〈先祖遺訓〉〈先父格言〉等），其中有一節寫道：「我們透過痛楚而有所得。」這句話恰恰展現出猶太教的思想——「心靈的成長必定伴隨著痛楚而來，不經痛苦就無法得到恩寵」，而這也可說是一種心靈上的毒物興奮效應。

十七世紀，英國詩人羅伯・海瑞克（Robert Herrick）也曾說過：**「不經痛楚哪來收穫。沒有付出哪來獲得。一個人所承受的痛楚決定了他的運氣。」**這首詩強調出，那些成長過程中的痛楚所能帶給我們的好處。

想成長又不想花力氣，是人的天性，然而，人類其實自古就明白一個道理——不幸與痛苦是成長所不可或缺的。

事實上，毒物興奮效應的例子在我們身邊俯拾即是。比方說，疫苗的原理正是毒物興奮效應的典型範例。正如大家所知，疫苗是將毒性較弱的病原體及抗原注射進體內，活化人類與生俱來的自然防禦機制，進而使身體未來遭受到相同的病原體入侵時，也不會生病。對此，法國的細菌學家路易・巴斯德（Louis Pasteur）的形容是**「利用引發嚴重疾病的物質，人工性地製作出引發輕微病症的物質，並將其製成疫苗」**[5]。其原理恰恰就是毒物興奮效應。

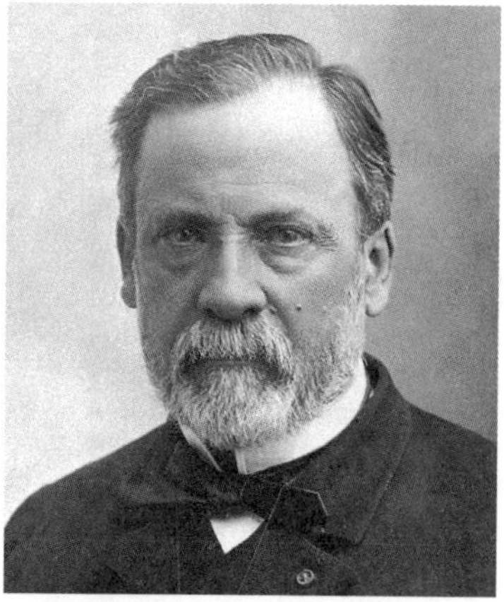

細菌學家路易・巴斯德

生活更常接觸到的**三溫暖，也是毒物興奮效應的其中一項代表性例子。**當我們暴露在七十度以上的高溫中，我們身體深層的溫度就會上升，平均心率也會增加至每分鐘一百二十拍。這近似於輕度慢跑時產生的身體變化，因此能帶來心臟、血管的改善效果。

三溫暖的健身效果已受到廣泛承認，一項在芬蘭針對兩千三百人所做的研究也顯示，一週使用二至三次三溫暖的男性，比不使用三溫暖的族群，**減少了百分之二十七因心血管疾病死亡的風險**[6]；**若一週使用四至七次，死亡風險則能減少百分之五十。**其他數據也指出，三溫暖能使罹患失智症、阿茲海默症的風險減少百分之六十五，這實在是非常驚人的數字[7]。而這些都是因為三溫暖能在我們身上模擬出運動效果，進而產生毒物興奮效應。

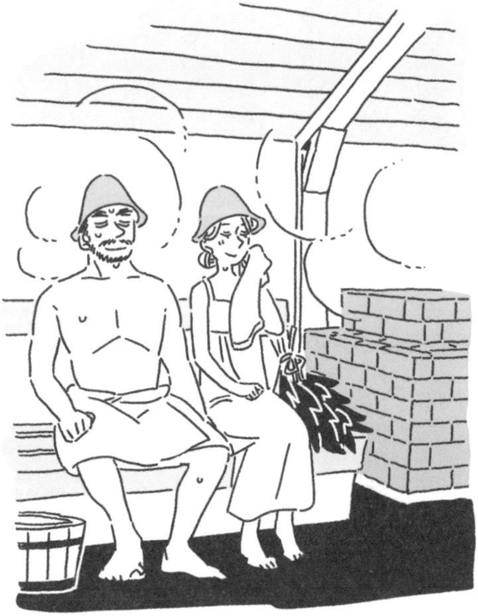

蔬菜會帶給你「痛苦」

為了帶大家更深入了解毒物興奮效應，我們就再來看一下關於「蔬菜」的例子。蔬菜能提供人體所需的維生素及礦物質，但另一方面卻也會為人類帶來「痛苦」。

這究竟是怎麼一回事呢？答案就在於「多酚」。

多酚是一種植物所生產出的特殊物質，包括富含於莓果中的花青素、綠茶所含的兒茶素，都屬於多酚的一種。色澤鮮豔的蔬菜水果，其色素就是來自於多酚，而且如同電視雜誌上所言，多酚正是蔬菜有益健康的原因之一。對此，媒體上最耳熟能詳的解釋，應該就屬**「多酚具有抗氧化作用」**。這種說法背後的解釋是，多酚能去除活性氧物質，防止細胞及DNA遭到破壞。

這種解釋在某個程度上是正確的，不過，我們一直都知道，從科學的角度來看，抗氧化作用並不能完全解釋多酚的效果。因為事實與坊間對多酚的認知，可說是南轅北轍，多酚不但抗氧化作用極低，而且成分進入了體內，也會立刻被肝臟分解。

因此，科學界又提出了另一種說明，也就是毒物興奮效應。

植物經常得面對各式各樣的壓力，例如因乾旱而得不到充足的水分，或遭到黴菌滋生等等，不同於人類的是，植物無法逃離外敵。因此，植物在十億年的演化中，發展出了製造各式各樣化學物質的能力。

比方說，辣椒素是辣椒的辣味來源，這種成分具有抗菌作用，能預防黴菌滋生，綠茶中的兒茶素則是能對害蟲產生阻礙消化的作用。未熟的柿子之所以能避開鳥類襲擊，也是因為它會製造出具有苦味的多酚，也就是單寧（Tannin）。**這些都是植物在進化的過程中發展出的化學兵器，因此從本質上來**

青春不老的祕訣就在於多酚！

看，**這些物質都可稱為「有毒物質」**。

而這些成分有益健康的原因無他，正是因為多酚是「有毒物質」。

舉例來說，紅酒所含的白藜蘆醇，能刺激活化一種名為Nrf2的轉錄因子，進而啟動體內的解毒機制[8]。Nrf2其實是一種當身體遇到如自由基般會攻擊細胞的外來壓力時，才會被活化的蛋白質，由此亦可證明，白藜蘆醇對於人體來說是一種毒素。

同樣地，科學家發現，幾乎所有的多酚類物質，都會對人體造成氧化壓力（Oxidative Stress），進而啟動我們體內的「抗發炎系統」[9]。**發炎是當人體遭到某種程度的破壞時所產生的反應**，比方說，當我們不小心割破手指時，傷口周圍就會紅腫，當我們的膝蓋因摔跤而擦破皮時，傷口就會滲出一層液體，或者當我們撞到頭時，受撞擊的部分就會泛紅且持續感到疼痛。這些都是發炎反應。

這些反應都是人體免疫系統為了修補損傷，而開始運作的證據，這項過程在傷口及感染的痊癒上，是不可或缺的。若沒有發炎反應，我們的身體就無法順利復原。

然而，發炎若久久不消的話，也會帶來不良影響。如果症狀像割傷一樣在幾週內痊癒，那當然是好事，但若是因傳染病、糖尿病等疾病，而慢性化地持續對身體造成傷害的話，我們的血管、細胞就會受損，身體也會從內部開始老化。**要讓身體保持年輕，最好的辦法就是盡量抑制身體的發炎反應。**

這個時候，人體與生俱來的抗發炎系統，就成了我們最好的幫手。雖然我們尚未闡明這個系統在生物學上的全貌，但目前已知的是，它會靠體內的脂肪酸、礦物質來啟動運轉，並透過各式各樣的手段阻止慢性發炎的發生。它不只能為我們平息體內的發炎反應，還能帶來生理上的強化，提前對未來可能遭受的破壞未雨綢繆。於是，我們的身體就會因此得到逆齡效果。

簡言之，多酚是透過下列機制，有效產生逆齡效果。

發炎的正面作用和負面作用

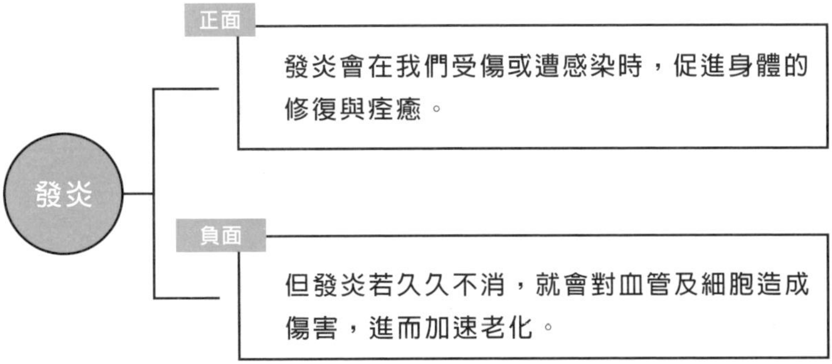
發炎
正面
發炎會在我們受傷或遭感染時，促進身體的修復與痊癒。
負面
但發炎若久久不消，就會對血管及細胞造成傷害，進而加速老化。

1 **多酚在體內形成少量的有毒物質，使體內產生輕微發炎。**
2 **面對發炎反應，人體啓動抗發炎系統，修復身體的損傷。**
3 **身體在修復損傷的過程中，得到逆齡的效果。**

也就是說，要感謝多酚對我們身體造成了微小的傷害，我們與生俱來的身心逆齡機制才得以啟動。

多酚造成的這種作用稱為「外毒物興奮效應」（Xenohormesis）[10]。「外」是來自希臘文「Xeno」，有「外來物」之意，也就是說，我們將植物的「痛苦」引進我們的體內，間接性地讓我們的身體返老還童。茶、辣椒、葡萄酒等能當作微量的「毒」，帶來抗老化效果的食品，將會在第三章中介紹。

將盧安達種族滅絕化作成長養分的受害者

毒物興奮效應不單單會發生在身體上，我們的心靈（心智）也會因「痛苦」而成長。

一九九四年四月，在盧安達這個位於東非的小國，發生了一場人類史上空前的悲劇。盧安達國內的多數族群胡圖族，開始對其中一個少數族群圖西族展開屠殺，一百天左右就有超八十萬人因而喪命。最終，盧安達的人口足足減少了兩成，法庭對戰犯的追責與懲處，至今仍在持續。

該事件特別令人矚目的是，其殺害方式之兇殘。一名在虐殺中倖存下來少女，在面對新聞工作者的調查時，形容道：

「有一天胡圖族的民兵發現我媽媽躲在紙莎草葉子下。媽媽站起來說她願意付錢，拜託對方用開山刀一刀了結她的性命。他們一聽，便扒下媽媽的衣服，搶走她身上的錢財，然後砍斷她的雙臂，又砍斷她的雙腿。」[11]

完全就是活生生的人間煉獄。這場盧安達種族滅絕的全貌，雖然尚未完全釐清，但對倖存者造成心理創傷，肯定是難以斗量。而這群倖存者後來究竟過著什麼樣的生活呢？

二〇一三年，美國賓州大學為了找出答案，而進行了一場調查[12]。研究團隊約向一百名種族滅絕的倖存者，詢問了一個問題：「在那起殘暴的事件後，你的精神狀態是否產生了什麼變化？」

令人意外的是，報告結果指出，**百分之三十九的受訪者的答案是「因為這起事件，而讓我更容易得到全新的構思」「讓我有了積極正向的心態」等正面的變化。**還有許多人因此而展開了作曲、舞蹈等藝術活動。

研究團隊的推測是「也許是心理創傷的壓力，瓦解了受害者們過去的舊思維，而建立起正面迎向新的可能性的心態。」也就是說，他們因為那場悲劇而產生「世上沒有什麼是我們可以牢牢抓住的」，所以轉換成了一種「既然如此，那就只好盡量做自己喜歡的事了」的正面心態。

當然這個數據並不是在為虐殺這件事正當化，調查中也可看到不少至今仍為重度PTSD（創傷後壓力症候群）所苦的受害者。對於悲劇每個人的反應不同，無法一概而論。

雖說如此，但我們可以看到的是，即使像是盧安達種族滅絕這樣的人間煉獄，在某些受害者身上，仍舊能化作成長的養分。**這個例子顯示出了人類心智的韌性，也給了我們十分寶貴的啟示。**

平凡的「痛苦」也能增進大腦的認知機能

盧安達是一個極端的例子，但即使是平常生活中程度遠不及此的痛苦，也能為我們的心智帶來成長。

二〇一八年，劍橋大學等團隊以學生為對象，對「痛苦與成長」的關係展開調查。他們詢問受試者是否有過目睹悲慘的交通事故、和朋友吵架、心愛的人生病等負面經驗，再確認這些經驗對他們的大腦認知功能，帶來了什麼樣的影響[13]。

結果正如大家所預料，過去經歷過愈多負面經驗的受試者，傾向於擁有更高的記憶力及專注力。雖然極端的心理創傷會引發PTSD等問題，但適度的不愉快經驗，反而能幫助我們打造出更柔軟的大腦。

心理學將這個現象稱為**「創傷後成長」**（Posttraumatic Growth），調查團隊的詮釋是「負面經驗能幫助大腦提升控制認知的能力，**走出困境的人多半能因此得到復原力」**。

應該沒有人會主動想獲得負面經驗，只不過這個故事告訴我們，人生的逆境一定能對我們的成長有所幫助。遇到不愉快的事時，不妨想說「我正在接受大腦的鍛鍊」，也許就能讓自己獲得激勵。

階段1的重點整理

・沉睡在我們體內的復原力，會因「痛」而甦醒。
・毒或刺激只要適量，就能對身體產生益處，這就是所謂的「毒物興奮效應」。
・多酚（飲食）、運動或壓力等「有毒物」，也能啓動毒物興奮效應。

階段2 復原

在運動員的世界中有這麼一句格言：**「要拚命苦練，更要拚命休息。」**這句話在傳達的是，經驗法則告訴我們，要鍛鍊肉體就必須進行嚴格的訓練，然而「復原」的階段比訓練來得更重要。

雖說想要抗老化，就必須經歷「痛苦」，但持續不斷承受著壓力的話，只會讓身體和心理亮起紅燈。想要將「痛苦」轉變成逆齡的起點，就不能少了復原的階段。

肌肉的成長就是一個很好的例子。大家都知道，增加肌肉量需要的是，讓訓練中損傷的肌肉纖維，得到適當的休息與養分補給。如果持續運動而不休息的話，身體就無法得到充足的時間來修復肌肉纖維，不久後身體就會到達極限，而開始產生各種程度的不適症狀[14]。

不適症狀的嚴重程度會因人而異，但若達到程度3的話，有不少人甚至要花上個把月時間，才能恢復到原本的狀態。即使只是缺乏些微的休息，也會讓我們的身心出問題，結

過度運動所引起的不適程度	
▽ 不適程度1	膝蓋、腳踝等處的傷痛增加，產生輕微的焦慮與憂鬱的感覺。性慾慢慢衰退，部分女性還會出現月經週期改變的狀況。
▼ 不適程度2	心跳因腎上腺所分泌的壓力荷爾蒙而加快，造成為小事感到煩躁，以及夜晚難以入眠的現象。大腦開始下令囤積脂肪，而提高對碳水化合物及高脂肪食物的慾望。
▼ 不適程度3	造成免疫系統的功能不全，總是處於罹患感冒般的狀態中。因疲勞與無力感而提不起勁，此外由於激素分泌失調，因此罹患腎臟疾病、高血壓及高血脂症等慢性疾病的風險也會大增。

果反而愈訓練，外貌變得愈衰老。

歸根究柢，「有效的逆齡運動法」其實可以用下面這個式子來闡述：

運動＝訓練＋休息

說到運動，多數人都會只著重於訓練的方式。恐怕不少人都在拚命蒐集哪些運動能有效燃燒脂肪、怎麼樣的姿勢才正確等資訊，卻沒有好好思考過「正確休息」的重要性。

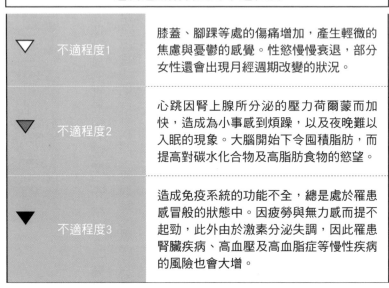

對付壓力最不可或缺的要素為何？

需要正確復原的不只是我們的身體而已。在心靈的復原上，我們往往也選擇了錯誤的方法。

美國心理學會（American Psychological Association，APA）**在官方聲明中指出：「現代人往往使用了錯誤的抒壓方式。」**[15]也就是說，許多人選擇不健康的手段來抒解壓力，而沒有得到正確的休息。

橫躺在沙發上、吃零食、抽菸……

這些都是十分普遍的休息方式，但美國心理學會並不推薦這些行為。雖然不能說是完全沒有意義，但這些行為能得到的休息效果十分有限。

工商心理學家卡里・庫珀（Cary Cooper）曾說過，對付壓力最需要的就是「掌控感」[16]。所謂「掌控感」，就是衷心認為**「我有明確的目標，我知道怎麼做才能達成此目標」**的狀態。

即使遭到主管斥責，只要你知道明確的理由，比方說「原因出在自己沒有做好預算的確認」的話，心理壓力就不會那麼大。因為你知道，下次只要做好預算的確認就好。

但若是主管發火，我們卻不知道理由的話，又會如何呢？我們會開始疑神疑鬼地想說：「主管為何突然發起脾氣？」「我是不是遭主管厭惡了？」結果一顆心懸在那裡，壓力沒有得到解除的一天。

若是把懶散地看電視當成休息，在看的時候或許很愉快，但不小心看到睡著的話，事後反而會感到一陣空虛。逛街購買了自己喜歡的商品，雖然能得到一時的滿足，但很快又會恢復原狀。

這些應該是人人都有的經驗。看電視、逛街購物雖然是輕鬆又愉快的行為，但這些都只是在消費別人給出的事物，是被動性的行為，因此很難讓我們從中產生積極正向的心情，連帶地所能產生的休息效果也較低。

容易獲得掌控感的休息方式有下列幾項：

- **學習新技能：**學習外文、樂器等過去所不曾體驗過的技術。
- **與朋友交流：**跟親密的朋友互相傾訴日常的問題或壓力。

・**關懷他人：**當志工、參加社區活動、給予朋友建議等。

學習新的知識技術、與朋友交換意見、關心他人，這些行為皆極具積極性，因此能提升我們的掌控感。最終更容易提高我們的正向情緒，並從壓力中得到復原。

換句話說，真正有效的休息都具有「積極」的姿態。比起「因為沒事做所以來看電視吧」「因為很閒所以去逛逛街吧」這類被動的行為，採取主動的姿態，意圖明確地規劃自己的休息，例如「明天從中午開始練樂

從被動性的休息到「主動性的休息」

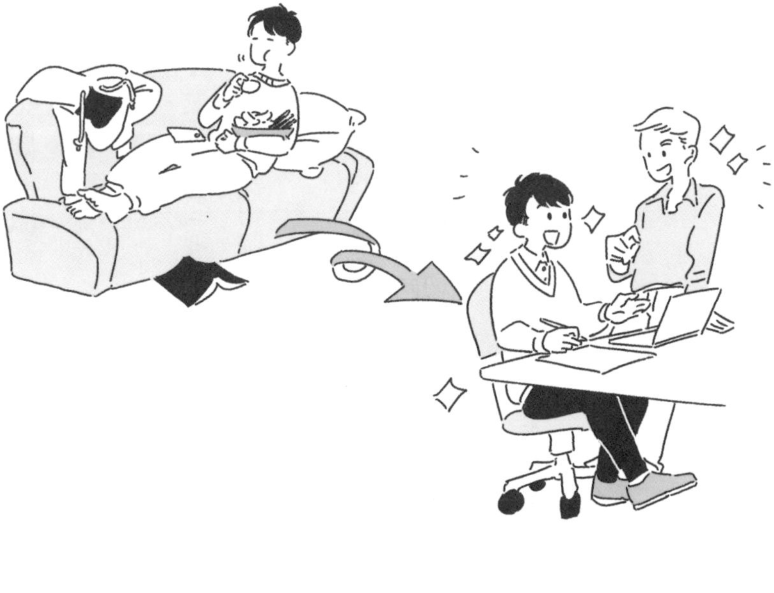

器」「向朋友傾訴煩惱」，這樣更能為我們的大腦帶來正面的刺激。

天才更懂得休息

讓我們來看一項一九九〇年代由心理學家安德斯・艾瑞克森（Anders Ericsson）等人所做的調查[17]。艾瑞克森研究了多名小提琴家的練習方式，並從中歸納出幾項世界頂尖級高手身上才能看到的特點。

首先，愈是優秀的小提琴家，練習的時間愈長，前十名的小提琴家在十八歲以前共耗費了約七千五百小時在練習上，然而，普通優秀的小提琴家平均僅有約五千三百小時。練習時間愈長能力愈高，這個結論可說是理所當然。

真正耐人尋味的點在於，**愈是頂尖高手，愈懂得刻意規劃該如何休息。**頂尖高手們多半都是每練習九十分鐘，就會休息三十分鐘，並利用散步、冥想、午睡等活動，讓大腦可以暫時擺脫音樂。

對於休息的認知，頂尖高手和普通高手的相異點如下：

・平均來說，普通優秀的小提琴家面對詢問的回答是「一週休息約二十小時」，但對照紀錄來看，會發現他們實際的休息時間大約是三十五小時。

・平均來說，頂尖小提琴家的回答是平均「一週休息約二十五小時」，而這個數字大致上是正確的。

簡言之，頂尖高手們會好好思考「如何休息」以及「自己是否得到了充分的休息」這兩點，因此才能精確地估算出休息時間。

愈是世界級的演奏者，愈知道休息的重要性。正如李奧納多・達文西（Leonardo da Vinci）所言：**「偉大的天才沒有在工作的時候，才是他們成就工作的時候。」**

舒緩疲勞與壓力的休息三步驟

綜合以上所述，可以看出能增強掌控感的「正確休息」是由以下三個階段所構成：

❶明確訂出休息的目的。
❷訂定達成目的所需的休息方式。
❸確實按照訂定好的內容休息。

「休息的目的」沒有任何限制，「讓身體充分休息以達到增肌效果」「將工作拋諸腦後」「等待靈光乍現」等等，選擇適合自己生活型態的目的即可。如果想不出任何目的的話，則可將本書的目標——「為了抗老化而休息」——設定成你的目的。

接著，第二項「達成目的所需的休息方式」，則是根據你的體力及壓力程度，選擇適合的方法。如何找到最恰當的休息方式，敬請參考第五章的介紹。

休息的目標與方法都訂定後，接下來就只剩按表操課地休息了。請依照規劃好的行程，讓身心得到徹底的復原。不要漫無計畫地等到「有空再休息」，一定要事先訂出計畫，並根據計畫在該休息時徹底休息。**這種態度能為你培育出掌控感，並進一步讓你的身心得到充分的修復。**

最後還有一個十分重要的注意事項。

讀到此處，也許有些人會以為「痛苦」比「復原」更重要。

負責啟動身心逆齡機制的是「痛苦」，而「復原」只不過是作為輔助而已……

如果你是這樣想的，就請你務必將這個觀念修正。在抗老化上，痛苦與復原的重要程度是完全相等的，無論少了哪一項，身心都無法順利地產生逆齡效果。

簡單來說，痛苦與復原的作用分別如下：

❶「痛苦」負責啟動逆齡機制。

❷「復原」負責執行逆齡機制。

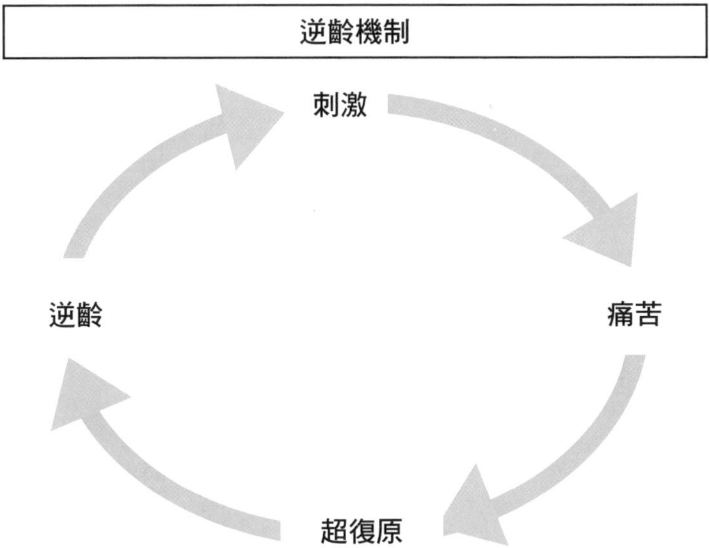

接受痛苦的刺激，雖然能啟動逆齡機制，但光是如此無法讓我們的身心得到強化。接下來若沒有給予正確的復原時間，逆齡機制就無法運作。

道理正如同重量訓練，**我們的肌肉不會在進行訓練的當下成長，而是在我們的身體進行充分休息的期間才會逐漸增加。**訓練（痛苦）是啟動成長機制，因為有了喘息的時刻（復原），成長機制才得以運作。

「痛苦」與「復原」可說是支撐起逆齡的兩大支柱，請記住，千萬不能只偏重任何一邊。

階段2的重點整理

- 過度的壓力會造成心理上的疲勞，並使外貌變得衰老。
- 正確的休息所需的是掌控感。當我們知道自己的目標與達成的手段是什麼，就能提升掌控感。
- 「痛苦」負責啓動逆齡機制，「復原」負責執行逆齡機制。

階段3　反覆

讓我來歸納整理一下，到此為止的重點如下：

❶人體有著與生俱來的身心返老還童機制。

❷身心的強化機制是在「痛苦」與「復原」的刺激下產生運作的。

❸當強化機制開始運作，你就會變得比以前年輕。

我們體內的「毒物興奮效應」就是促使身心逆齡的機制，這個機制平時會因沒有使用而沉睡。而本書所要傳達的抗老術的基本原理，就是透過「痛苦」與「復原」來喚醒這項機制。

但仔細想想，這不是挺奇怪的嗎？既然每個人的體內都有著與生俱來的強化機制，那為何不在平時使用這項機能呢？

從演化的角度來看，生物的終極目標只有一個，那就是讓基因代代延續下去。為達成此目的，所有個體都會將能力發揮至極限，盡最大的努力提高生存機率。

既然如此，解放強化機制，讓其功效大大發揮不是很好嗎？**何必刻意讓人體演化成不賦予「痛苦」就無法啟動毒物興奮效應的狀態？**

要回答這個問題，就必須回過頭來思考二十萬年前，我們的智人祖先的生存環境。那個時代，人類是透過狩獵和採集獲取食物，男人出外打獵取得獸肉，女人上山摘取野生蔬果，藉此補充人體所需之熱量。

當時的生活絕非易事，他們每天要花四到六小時，平均移動十六公里的距離來搬運食物。因為氣候變遷而長期無法取得足夠的食物時，就只能靠著分食晒乾的肉類和吃剩的存糧來充飢。

他們的生活主要有以下兩大特徵：

❶為了生存而每天進行激烈的勞力活動。

❷會定期性地陷入熱量不足的狀態。

現代人所說的「運動」和「斷食」，對原始人來說是生活型態中的固定環節。換言之，我們的祖先經常與「痛苦」相伴而生。

健跑和重訓是違反進化史的暴行

那我們再回過頭來看看，這種原始生活型態對現代造成了什麼樣的影響。

大家都知道，如今許多先進國家都正面臨著國民運動不足的問題。根據WHO的估計，日本人有百分之三十五點五的成年人，活動量未達到其建議標準，尤其二十至三十九歲的成年人中，有八成的人沒有運動習慣[18]。

這個狀況固然令人擔憂，但從演化的觀點來看，卻可說是理所當然的現象。

智人平日活動身體，純粹是為了得到食物而已，只要取得了足夠的肉類、蔬果，再繼續活動身體也毫無意義。**如果出現了一個喜歡健跑或重訓的個體，那麼他恐怕就會因為**

浪費熱量，而成為自然界中的不適者，在演化的過程中被淘汰。

於是，人類的腦中就形成了**「討厭運動的機制」**。因為在原始時代，只有那些明明不想活動身體，但又迫於無奈而出門狩獵的個體，才能生存下來。

既然如此，繼承了這種基因的現代人，會陷入運動不足的狀態，也是理所當然。因為再怎麼活動身體，也不會因此而得到食物，而且就算不運動也能獲得充分的熱量，所以運動就變得不具意義。說起來，健跑和重訓其實是違反長達六百萬年人類進化史的暴行。

飲食方面也是如此，現代很難看到有人無法取得食物。姑且不論飲食健康與否，多數人都能輕易地取得人體所需的熱量。

沒有遭遇生存危機，人體的機能就會衰退，這正是老化

現在讓我們回到最初的問題：「為何一定要賦予自己痛苦，才能啟動毒物興奮效應？」

正如前述，比起智人，現代人生活在更優渥的環境中，因此不運動也能得到所需的熱量。這是現代文明所帶來的極大好處，卻也造成了意料之外的麻煩。因為對於現代的環

境，我們的身體做出了這樣的解釋：

「既沒有在運動，又有很充足的熱量，這表示沒有遭遇到任何生存上的困難。既然如此，那就讓身心強化機制進入休眠狀態吧。」

既然生存無虞，也就沒有必要刻意啟動身心的逆齡機制了。因為我們身體的原始本能認為，不要一味地提升身體機能才是上策。

這時，也許有些讀者會想問：「不就是啟動身心的強化機制而已嗎？有什麼大不了的？」「不一定要讓身心逆齡啊，單純維持現狀不行嗎？」但事情並沒有那麼簡單。

因為當我們的身體判定自己脫離生存危機後，就會開始依下列程序降低全身上下的功能：

- **身體功能下降：**開始分解不再使用到的肌肉，細胞內蛋白質的合成速度降低。身體逐步萎縮，同時骨骼的修復機制與心臟的泵血能力也會逐漸衰退。
- **心智功能遲緩：**多巴胺與腎上腺素等神經傳導物的分泌量減少，促使人進行各種活動的內在動機減退，逐漸對任何事都提不起勁來。

一旦陷入此狀況，我們的外貌就會瞬間老去。由於蛋白質的合成速度緩慢，因此肌肉與皮膚開始塌陷；因為失去內在動機，整個人也會變得沒有活力。

現代的演化生物學認為，之所以產生這種現象，其實是「人體基於明確的目的而刻意降低自身功能」。

要在幾乎沒有食物的環境中生存，就必須降低身體機能，以節省能量。減少肌肉就能削減百分之十到二十的消耗熱量，延緩心臟泵血的速度也具有類似的效果。只要提不起勁做事，就不會想活動身體，這麼一來便能防止熱量的浪費。

人類演化生物學家丹尼爾．李伯曼（Daniel E. Lieberman）將這項機制形容為「人類身體的進化是在調節能力以因應需求」[19]。也就是說，**在沒有生存危機的狀態下降低身體機能，是人體為了保存珍貴的能量，而在演化的過程中創造出來的適應機制。**

我們可以在人體各處發現相同的問題，比方說，因為現代的衛生設備十分完善，人類不再像過去那樣容易受到病毒或細菌的侵襲，免疫系統也變得很少派上用場，於是我們的大腦就下達了降低免疫系統功能的指令。結果，人體變得難以應付外來異物的刺激，而容易產生感冒、過敏等症狀。

此外，人體有著與生俱來的體溫調節功能，會根據戶外的氣溫來做交感神經與副交感神經的切換，以維持一定的體溫。然而，因為現代有空調為我們調整溫度，所以沒有必要刻意保有神經的切換功能。當我們長期維持這種狀態，身體就無法應付內外的溫度差，於是就很容易發生自主神經系統失調的狀況。

換言之，**現在的我們之所以需要「痛苦」，是因為現代文明的便利，讓我們的毒物興奮效應進入了休止狀態**。衛生設備或空調當然都是偉大的發明，然而，卻也成了封印人類潛能的原因。我們只有刻意製造「痛苦」，才能解決這個問題。

美國特勤局為何如此勇猛？

「我們必須啟動人體中沉睡的毒物興奮效應。」

這個概念已經受到部分政府機關採納，而美國特勤局應該是其中相當著名的一個例子。美國特勤局是一個以保護美國總統為主要工作的專業組織，負責的工作從處理爆炸物，到與武裝恐怖組織交戰，樣樣都來。

曾經負責保護美國前總統歐巴馬的伊芙・波普拉斯（Ey Poumpouras），在談到特勤局的訓練時，形容道[20]：

「特勤局的訓練是根據毒物與奮效應的概念所設計。教練會花上數個月的時間，逐步加重對學生身心的負荷，將學生的身體慢慢改造成面對任何狀況，都能採取最佳行動。」

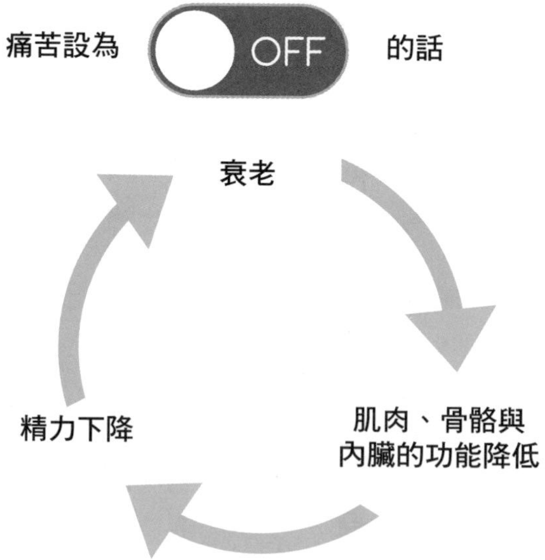

特勤局是世上最嚴酷的職業之一。與武裝組織槍戰、從燃燒的大樓中逃脫、拆卸隨時都有可能爆發的炸彈，都是他們需要面對的狀況。為了保護總統而必須在同一個場所不吃不喝地持續站立二十四小時，更是家常便飯。

要勝任如此嚴酷的工作，就不得不對身體與心靈逐步地施加壓力，讓人體潛能發揮至極限。此時，他們採用的正是毒物興奮效應的概念。

特勤局的訓練是依下列步驟進行：

❶ **暴露**：選擇提高身體功能所需的「痛苦」，讓身體暴露在其壓力下。
❷ **研究**：觀察並記錄下自己對「痛苦」所產生的反應。
❸ **調整**：先分析自己的壓力反應，再決定接下來要將「痛苦」提高至什麼程度。
❹ **修正**：改變「痛苦」程度，使壓力落在恰當的程度上。
❺ **休息**：讓因壓力而損傷的身心得到復原。
❻ **持續**：反覆執行❶～❺，慢慢調高「痛苦」的程度。

一邊實行適度的「痛苦」和「休息」，一邊緩緩地加重負擔，這正是特勤局的基本訓練原理。透過這樣的反覆訓練，就能讓特勤人員的人體潛能得以釋放。

抗老化沒有一套「普世法則」

本書開頭所介紹的齊曼內人及薩丁尼亞島上的老人，雖然不像特勤局有一套系統化的訓練，但他們其實也在不知不覺中做著類似的行為。

以狩獵採集維生的人，想當然耳一定有著大量的身體勞動，齊曼內人平均一天步行十四到十六公里。在這麼大的活動量下，休息得也十分徹底，一旦取得獵物後，他們就會在白天補充睡眠，並與同伴們談天說笑到日落。同時，他們會互相確認彼此的復原程度，若判斷出有人無法充分發揮狩獵能力，就不會允許對方參加隔天的狩獵行動。在這種例行公事的反覆進行下，**齊曼內人都能持續對自己施以適當程度的壓力。**

薩丁尼亞島上的老人也是如此，多數的人一輩子都持續做著嚴酷的體力勞動。

比方說，超過九十歲的薩丁尼亞島的牧羊人，會在每年十一月前後離家，將羊群帶至標高較低的地區，直到隔年四、五月才返家。勞動到過百歲的也大有人在，有些人是種橄欖樹，有些人是在山岳地帶健行，一次行走近十二公里。

說到休息，他們當然也是不遺餘力，工作一結束，許多老人就會在廣場與朋友們群聚，喝喝葡萄酒，玩玩牌卡，讓身心得以復原。再次回歸工作崗位之前，他們會仔細地確認自己的身體狀態是否已恢復，如果發現復原的程度不足，就會降低工作量，絕不會勉強自己。

這兩個例子的共通點在於，常態性地進行適度的痛苦與復原的循環。持續挑戰人生中的痛苦，讓他們以驚人的程度保持著年輕的身體。

換句話說，本書所揭示的抗老化，可以簡單歸納成一個要訣：

・痛苦⇅復原

想要讓身心逆齡，就需要適量的痛苦，同時也不能少了徹底的療癒。不斷來回於這兩個階段，才能產生正向的循環，減緩我們的老化速度。

也許有些讀者會覺得這個說法很老掉牙。用進廢退是世間常理，我們也經常可以聽到「想要成長就必須去做自己不喜歡的事」之類的人生建言。從這一點來看，「痛苦　復原」的法則可說是自古以來普遍存在的規則。

然而，真正的問題點在於，只有極少數的人懂得如何正確實踐**「痛苦與復原的反覆」**。

如前所述，**要得到毒物興奮效應，就必須一邊慢慢增加痛苦的量，一邊讓身體功能的基線逐漸提高**。無論是痛苦或復原都有一個適當的分量，超出適量範圍就會形成「壓力過大」或「刺激不足」，兩者都無法啟動毒物興奮效應，甚至還有可能加速身體老化。

而痛苦的最佳分量，會依個人的基因及生活型態而大大不同，因此「只要遵守這個準則即可」的普世性法則是不存在的。想要活化毒物興奮效應，就必須設法釐清專屬我們自己的最佳痛苦與復原的程度。

究竟該如何正確地接受痛苦，正確地自我療癒，才能要啟動沉睡在體內的逆齡機制呢？就讓筆者在接下來的實踐篇中向各位介紹。

階段3的
重點整理

・人類暴露在「生存危機」中時，就會啓動毒物興奮效應。不面臨「危機」人就會老化。

・想要逆齡，不僅需要找到對自己而言適量的「痛苦」，還必須慢慢提升「痛苦」的分量。

・世界頂尖級的長壽者都在反覆實踐著痛苦與復原。

PART 2

實踐篇

正確地接受痛苦

保持健康的唯一方法是，吃你不想吃的，喝你不喜歡喝的，做你討厭做的事。

——馬克・吐溫（作家）

PART1 介紹了抗老化的根本理論。利用「痛苦⇄復原」的循環，啟動我們體內的強化機制，就是本書所介紹的抗老化的原理。

PART2 則要告訴大家，如何將適度的壓力導入生活中的技巧，也就是**關於抗老化上的「正確地接受痛苦」的方法。**

其實具體的技巧不勝枚舉，不過本書將會分成以下三大類來思考：

技法1 ▸ 漸進運動
階段性地提高負荷的運動方式。

技法2 ▸ AMPK飲食法
調整細胞的能量機制的飲食法。

技法3 ▸ 暴露法
循序漸進地施予大腦壓力的心理技法。

各項內容將會在接下來詳細介紹，而每一項方法都是從坊間大量的技巧中，精挑細選而出的高效技巧，背後也都經過多次研究證明。同時，本書還設計出一套實踐流程，參考這套流程就能讓你找到最適量的「痛苦」來刺激你的「逆齡機制」。

每一項技法都會從簡單的方法開始慢慢提升難易度（程度），因此請先大略地讀過一遍，再從「自己生活中容易實踐」的技法開始下手。

CHAPTER 2

運動

——利用階段性的負荷，讓外貌與大腦一起變年輕

技法 1 漸進運動

大腦。美膚。免疫力。長壽

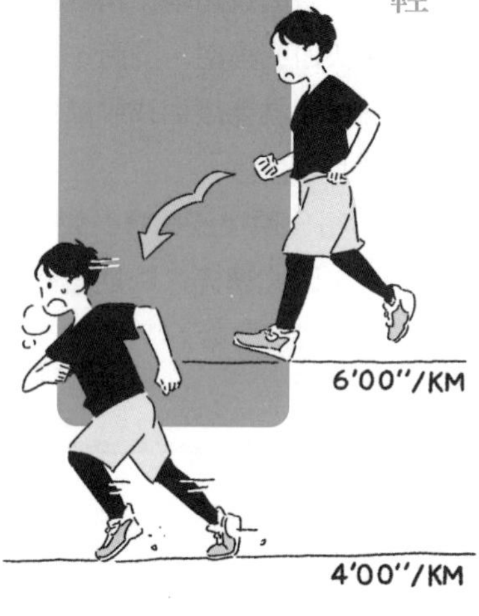

「正確地接受痛苦」的第一項技法是，「漸進運動」。顧名思義，這是階段性地提高負荷的運動方式的總稱，目的是**透過慢慢提高「痛苦」的程度來啟動毒物興奮效應**。

運動是抗老化上不可或缺的活動。近年來，愈來愈多數據顯示出運動所帶來的抗老化效果，其中包括了以下優點：

・**外貌上的逆齡：**麥克馬斯特大學（McMaster University）的研究調查顯示，定期做運動

的人，過了四十到五十歲世代，擔任皮膚障壁的「角質層」仍較厚，且皮膚與二十多到三十多歲不運動的人沒有顯著的差異。這樣的效果同樣出現在高齡者身上，報告指出，讓六十五歲以上沒有運動經驗的男女，每週慢跑兩次，每次三十分鐘，持續三個月後，皮膚的水分及膠原蛋白量，會恢復到二十至四十九歲的程度[1]。

- **端粒的維持：**端粒是位在染色體末端類似保護蓋的結構，它會隨著年齡增長而縮短，細胞也會因此而逐漸老化。**最新研究發現，定期性運動與端粒的長短有關，而且可能因此讓人變得長壽**[2]。

- **腦功能的改善：**一般而言，四十多歲後，我們大腦中的額葉及海馬迴（大腦掌管記憶的區域）就會開始萎縮，因而造成記憶力、內在動機、創造力的下滑。然而，一項針對五十五歲以上男女所做的研究顯示，**當他們開始一天做大約三十分鐘的有氧運動，每週做四到五天後，海馬迴就有了增大的跡象**[3]。此外還發現，參加了六個月有氧運動課程的男女，**大腦的資訊處理能力也產生增強的現象**[4]。

運動的效果不僅止於健康的維持，**在美膚、防止細胞老化、維持高度智能上，也具有重要的功效。**

然而，容我再重申一次，為了抗老化而做運動時，要特別注意的是，必須一點一點慢慢推高身體可容忍的痛苦極限值。即使是同一項運動，由不同人來做，最適宜難易度就會大不相同，比方說，一個運動員若把走路當成運動，恐怕也得不到任何強化身體的效果；但對一個完全不運動的人而言，說不定還可能造成過量的疲勞。這兩種情況都無法啟動毒物興奮效應，結果運動了也等於白費。

因此，「漸進運動」的流程設計是，將任何人都辦得到的簡單活動設定為程度1，並從程度1開始，一點一點地提高難易度。已經持續運動多年的人，可以從較高的程度開始做起，但基本上還是建議各位從程度1開始嘗試。切忌勉強，請循序漸進地慢慢提升痛苦程度。

程度1 安慰劑訓練

安慰劑是一個經常出現在藥物測試中的術語，指的是藥物本身不含有效成分，卻出現改善患者症狀的現象。原本雖然不該出現療效，但**因為患者深信自己已經服用了有效藥物，而這種先入為主的信念讓身體產生了症狀上的緩解**。這個現象的機制至今尚未釐清，但近年來也經常可見到醫生使用安慰劑治療失眠及腰痛的例子。無庸置疑的是，我們的身體深受心理狀態影響。

「安慰劑訓練」就是一種將先入為主的信念產生的力量，加以應用的技術。

方法1 對「日常活動」的運動量保持覺知

安慰劑訓練的實踐方法非常簡單。舉個例子，一個人平常再怎麼不運動，也會在工作空檔出去散散步，或者為了打掃、洗衣服等家務而活動身體。**留心這類日常的肢體活動，刻意告訴自己「我今天走了十五分鐘」「我今天爬了幾階樓梯」等等，就是所謂的**

「安慰劑訓練」。

也許有人會懷疑這樣做有什麼意義，但它的效果還真不容小覷。

哈佛大學的艾倫・蘭格（Ellen Langer）曾做過一項實驗，研究團隊找來八十四名在某間旅館工作的女性清潔工，並對其中半數的人這麼說[5]：

「妳們有沒有發現，妳們每天都在工作中做了相當大量的運動？比方說，更換床單、毛巾的工作，每十五分鐘會消耗四十大卡，打掃浴室每十五分鐘會消耗六十大卡。」

簡言之，他們**只不過是告訴參加調查的女性，她們會在常態工作中消耗掉多少熱量**，而非指示她們要做更多身體活動。她們僅只是重新認識自己平常做了多少肢體上的活動。

然而，四週後發生的變化，卻是無比驚人。被告知工作消耗多少熱量的女性，**每一個人的體重和體脂肪都減少了，甚至連血壓也得到改善了。**

另一邊，沒有告知任何資訊的對照組，雖然做了相同的勞動，但她們的體型和血壓都沒有變化。也就是說，**光是認知到「其實自己有在活動身體」，就能造成如此大的差異。**

進行「安慰劑訓練」時，只要將注意力放在自己常態性的活動上即可。

從家裡到捷運站走了多少路？上班期間離開座位走動的時間有多長？打掃房間地板花了幾分鐘？陪小孩玩的時間有多長？

有意識地觀察這些要素，光是如此就能讓你相信「自己有在活動身體」，進而產生良性影響。若不嫌麻煩，可利用能偵測活動量的智能健身手環等，記錄自己的活動時間，這麼一來應該能讓「安慰劑訓練」的效果更加提高。各位不妨搭配使用看看。

做家務時每分鐘消耗的熱量

睡眠	1kcal
鋪床	1～2kcal
做菜	1～3kcal
使用吸塵器	3～4kcal
晒衣服	3～4kcal
擦地板	3～5kcal
飯後洗碗	3～5kcal
出門採買食品	3～5kcal
洗車	4～5kcal
清洗浴室	4～5kcal
園藝	4～6kcal
提1kg的物品上樓梯	4～6kcal
擦窗戶	5～7kcal

程度 2

NEAT計分

NEAT是「非運動性熱量消耗」（Non-Exercise Activity Thermogenesis）的縮寫，指的是在非刻意運動的日常活動中所消耗的熱量。程度1的「安慰劑訓練」中提到的打掃、洗衣服、通勤、育兒、散步等活動也都屬於NEAT。

NEAT對於一日消耗熱量的影響甚鉅，占整體的百分之十五至五十左右[6]。一般而言，愈肥胖的人NEAT愈低，某項研究發現，體脂肪較多的受試者在增加日常的活動量後，一日消耗熱量就立刻增加了三百五十二±六十五大卡[7]。在煩惱要做什麼運動之前，不妨先從增加NEAT開始著手，這會是更容易入門的選項。

方法2 增加「日常活動」（NEAT）的量

雖說如此，要增加日常的活動量，總需要有一個量化的參考標準。我們經常可以聽到「不搭電梯，改爬樓梯」「提早一站下車，用走路代替捷運或公車」等的建議，但真正便於實踐的活動，會因為每個人的生活型態而大不相同，因此應該會有很多人無法判斷自己的NEAT該增加到什麼程度。

「NEAT計分」正是幫助我們解決這個問題的工具。詹姆斯・李汶（James Levine）是研究NEAT的權威，用他根據自身研究所製成的診斷測驗，就能判斷在現階段的你是落在哪一個NEAT層級[8]。

請先閱讀下一頁的檢查表，勾選出符合自身狀況的項目，將分數加總起來。

如果現階段你的NEAT程度偏低，那麼就請重新檢視NEAT計分中的題目，思考一下有什麼是你現在生活中較容易執行的活動。「一邊看電視一邊用抹布擦地」「每工作

勾選出符合項目後，請將所有得分相加起來。
根據以下說明，判斷你的NEAT層級。

5分以下	NEAT層級低於平均。因為幾乎沒有活動身體，所以需要立刻改善。
6～10分	NEAT層級略低於平均。可從增加做家務的量開始，慢慢提高活動量。
11～15分	NEAT層級介於平均值。不妨增加外出及散步的量，藉此再進一步提升活動量。
16～20分	NEAT層級高於平均。建議使用HIIPA（69頁）的做法，更進一步提升活動量。
21分以上	NEAT層級已經達標。若還想要再更提升的話，請採取HIIT-WB（81頁）等運動方式。

計算NEAT（日常活動）的檢查表

❶ 平常都走樓梯而不是搭電梯。	＋3
❷ 前往工作場的途中，需要步行15～30分鐘。	＋1
❸ 比他人更常使用樓梯（依自己的感覺判斷即可）。	＋2
❹ 使用站立辦公桌（或工作需要站著）。	＋3
❺ 工作時每30分鐘就會停下來，去上個廁所或走動走動。	＋1
❻ 坐在椅子上時，會做輕輕將腳抬起放下的動作。	＋1
❼ 一天泡澡（或淋浴）一次。	＋1
❽ 總是提醒自己讓脊椎往上延伸。	＋1
❾ 整體伙食中有八成是自己煮的。	＋1
❿ 在家吃飯後會洗碗盤。	＋1
⓫ 走路的速度比大部分人來得慢。	－1
⓬ 經常外出參加音樂會、看電影或唱KTV等。	＋1
⓭ 每週打掃2次以上，包括使用吸塵器、擦地板等等。	＋2
⓮ 會摺洗好的衣服，並將其收好。	＋1
⓯ 有樂器演奏、編織等需要輕微活動身體的興趣。	＋1
⓰ 每天會和小孩或寵物玩耍一次。	＋2
⓱ 晚上總是在看電視、滑手機。	－2
⓲ 會利用智慧手機或健身手環等，確認每天的消耗熱量及步數。	＋3
總分	分

三十分鐘就散步十分鐘」「刻意提醒自己加快走路速度」「增加去電影院的次數」等等，任何活動都可以，只要是你覺得「這個我應該可以辦到」即可。

重點在於，要從各方面慢慢提升活動量。

比方說，一個以往幾乎不走樓梯的人，立刻要他停止使用電扶梯，這樣的變化就太大了。一個連倒垃圾和掃除的次數都很少的人，忽然立定目標每天擦地板，也顯得不切實際。不要想著一步登天，**訣竅是要挑出多項活動，慢慢增加其活動量，例如：將現在一個月擦一次地板的頻率，增加成一週一次；將現在一週一次的外出頻率，增加成一週兩次；將現在三十分鐘的走路時間，增加成四十分鐘。**

這裡給大家一個參考，可以選擇三個能立刻改善的活動，思考怎麼做才能將其負荷各自調高一點五倍（一點五倍的負荷可憑感覺決定）。同時，每次提高五分，並持續做三到四週時間，慢慢將自己的ＮＥＡＴ計分向上提高。這是最理想的實踐方式。

有些人一開始可能覺得：「只有改善這麼一點點，有意義嗎？」但**只要ＮＥＡＴ的分數有在向上提高，你的身體就絕對會出現逆齡效果。**請以十六到二十五分為最終目標，一點一點地慢慢將「痛苦」帶入你的日常生活中。

程度 3 HIIPA

當NEAT的分數超過十六分以後，就可以試著在生活中採取「HIIPA」的做法。HIIPA是「高強度偶發身體活動」（High Intensity Incidental Physical Activity）的縮寫，這是一種「以高強度的方式進行日常活動」的概念。不用刻意到健身房運動，重點是以稍微高一點點的強度進行平日的通勤或家務等活動。接著來看看具體實踐範例。

方法 3

增加「日常活動」的負荷

「HIIPA」的基本原則就是，以多費一點力的方式做日常活動，舉例如下：

- **前往午餐的店家途中，爬坡時就用奔跑的。**
- **通勤的路上，從家裡飛奔前往車站或捷運站。**
- **試著一步跨三階上樓梯。**
- **平常用抹布擦地板要花十分鐘，就改成花五分鐘擦完。**
- **將平日的散步改成用兩倍的速度行走。**

這些活動乍看之下似乎稱不上運動，但**最新的研究發現，一點一點慢慢提高日常活動的負荷，也能看作是在進行高質量的運動**[9]。二〇一八年，美國的衛生及公共服務

「HIIPA」（以高強度的方式進行日常活動）的具體數值範例

1. 通勤等途中，進行5分鐘時速4km以上的健走，1週進行5次，
則可達到1天運動建議量的17%。

2. 利用購物或散步時，進行20分鐘時速4km以上的健走，1週進行1次，
則可達到1天運動建議量的13%。

3. 1週進行1次30分鐘庭院修整工作，
則可達到1天運動建議量的20%。

4. 每天用1分鐘快跑上樓梯，
則可達到1天運動建議量的9%。

5. 1週1次，以時速10km以上的速度騎單車10分鐘，
則可達到1天運動建議量的13%。

6. 1週跳1次30分鐘的舞蹈，
則可達到1天運動建議量的40%。

部（Department of Health and Human Services）詳細研究過去龐大的健康調查後，做出以下結論[10]：

「根據目前為止的統計調查顯示，運動一次的時間長短，與運動所得到的好處沒有相關性。減少文書工作的時間，稍微活動一下身體也是運動。**我們應該將所有的活動，都看作是運動時間的一部分。**」

換言之，如果有個人是每天用健身房的器材健跑三十分鐘，另一個人是將「花三分鐘跑到便利商店」「在車站用三十秒快步上樓梯」等零碎的

活動累積成三十分鐘，那麼這兩個人所得到的健康效果幾乎是一樣的。**無論時間再怎麼短，只要是身體活動，都可以算在「一天的運動時間」裡。**關於「HIIPA」的具體數值，可參考上頁表格中列舉出的例子。

即使是稀鬆平常的日常活動，只要以多費一點力的方式進行，也能讓我們達成平日所需的運動量。

哪些活動能算是「多費一點力的活動」，根據自己的主觀判斷即可。**一個粗略的參考標準是，假設將「身體吃力得無法動彈」的運動程度設為十分，那麼建議做到四分左右的程度**，會有呼吸稍微加快，身體微微變熱的感覺。

依據主觀判斷也沒問題。從一九八〇年代開始，臨床試驗上就經常使用這種判斷方式，即使是主觀認定也能正確判斷出運動的強度[12]。

一天進行二十到三十分鐘的「HIIPA」，持續三十天後，就算是完成程度3了。接下來的程度4才開始是刻意性的運動。

程度 4

健走

健走是最能兼顧便利性與成效性的運動。健走的好處已獲得無數份數據背書，其中精密度特別高的是，二〇一九年由哈佛大學等校所發表的論文[13]。研究團隊根據三萬六千三百八十三人份的數據，對運動量與死亡率的相關性，進行統合分析（Meta-Analysis）。統合分析是透過整理歸納過去的數據，做出**大型結論的研究方法，按照這種研究方法推導出的結論，在科學證據上可信賴度極高。**

其分析結果如下：

- **經常進行健走等輕量運動的人，比起完全不運動的人，死亡率低了百分之六十二。**
- **老是坐著、幾乎都不動的人，比起會進行健走等輕量運動的人，死亡率提高了百分之兩百六十三。尤其是一天有十二小時以上持續坐著的人，死亡率則提高了百分之兩百九十二。**

根據這份研究顯示，**健走帶來的健康效果會隨著時間累進，至「一天健走三百七十五分鐘」時達到最大效益**。但要我們每天走這麼久，也很不切實際，因此下面就針對「一天行走多久會帶給我們什麼樣的好處」為各位讀者列出一份參考指南。

- **若欲維持最低限度的身體運作是一天八分鐘**：一項針對一千五百六十四名四十九歲以上的男女做的調查顯示，在平日活動中，若每天進行略微快步的健走一天八分鐘的話，那麼即使到了高齡，也能維持足夠的身體運作功能[14]。
- **若欲改善心理健康是一天十分鐘**：一份以三萬三千九百零八人為對象的八年追蹤資料顯示，每天健走十分鐘左右，心理陷入憂鬱的風險能減少百分之十二[15]。
- **若欲避免提早死亡是一天二十分鐘**：美國國家癌症研究所（National Cancer Institute）發表的報告指出，一天健走超過大約二十分鐘後，早期死亡率就會開始下降，增加至一天一百分鐘時會達到最大效益[16]。
- **若欲維持大腦運作的靈敏性是一天四十分鐘**：一篇二〇一〇年的統合分析發現，一天健走四十分鐘，一週三次，能改善高齡者的大腦認知能力[17]。

・**若欲降低死亡風險是一天六十分鐘：**根據前面提到的哈佛大學的統合分析顯示，比起不活動身體的人，一天健走六十分鐘有利於降低百分之四十的死亡率。

方法4 一天步行二十至三十分鐘

如前所述，一天步行的時間愈長，我們的身體就愈能返老還童，但從成本效益的角度來看，**以一天二十至三十分鐘為目標，才是較為合乎現實的做法。**每週進行五次這種程度的健走，持續四十天後，程度4的內容就算是達標了。

為慎重起見，請容我做個補充。這裡所提出的參考指南，泰半都是來自「觀察性研究」（沒有人為或主動性的介入，純粹對自然環境下正在發生、已經發生過，或正要發生的事進行觀察的一種研究方法），其內容的精密度不及嚴格控制變因的實驗。因此，請當作一個粗估的標準來參考。

程度 5

間歇健走

正如〈前言〉所述，薩丁尼亞島的老人不健跑、不重訓，他們光靠平日的勞動與步行，就能保有著年輕健壯的身體。從這個角度來看，也許只要讓程度4的「健走」達標，就可以充分獲得逆齡所需的運動量。

雖說如此，對許多人而言，要達成如同薩丁尼亞人的活動量，依舊是十分困難的。現代人在公司中從早到晚待一整天，已變得理所當然，要活動身體到跟在橄欖園中勞動的程度相等，恐怕沒這麼簡單。不能利用通勤、家務等活動增加活動量的話，就只能做高負荷的運動，在短時間內給予身體刺激。

因此，從程度5開始，要介紹給各位的就是能有效率地給予身體刺激的「省時運動」。此處介紹的每一個技巧都不超過三十分鐘，甚至有的四分鐘就能解決。不僅適合白天無法增加活動量的人，喜歡高負荷運動的人也可以一起來嘗試看看。

方法 5

反覆進行「慢走三分鐘→快走三分鐘」

「間歇健走」是日本信州大學的團隊所開發的日本製運動[18]。研究團隊要求六百七十九名中高年人，一週大約進行六十分鐘以上的「間歇健走」。五個月後進行中間確認，**進行「間歇健走」的組別，最大攝氧量上升了百分之十四，慢性疾病的風險量表也改善了百分之十七。**

簡言之，他們不僅體力獲得提升，身體變得較不容易疲勞，連罹患糖尿病、高血壓的風險也大大降低。一般來說，相同速度的健走是無法得到這麼好的效果的。

下面就來介紹「間歇健走」的方法。

❶以「慢走三分鐘→快走三分鐘」為一組。

❷反覆執行步驟❶，至少五組。

「快走」的參考標準和「HIIPA」一樣，最理想的方式是透過主觀認定，如果對你而言最吃力的狀態是十分，那就請以四到五分左右為目標。一般而言，「慢走」是時速約三到四公里，「快走」是時速約六到八公里。

順帶一提，「間歇快走」的實驗數據仍較為不足，要把握正確的效益度，還有待更多實驗驗證，但在類似的研究中已逐漸證實，只要稍微改變負荷，就能提高運動效果（將於80頁詳細敘述）。實行「間歇健走」時，請從一天八到十分鐘開始做起。

程度 6 SIT模式

這裡又要介紹一個英文縮寫，請各位多多包涵。「SIT」是Sprint Interval Training（衝刺間歇訓練）一詞的縮寫，它是一種運動。這樣運動的特色是，將高負荷的運動與休息反覆輪流進行，**可說是「間歇健走」的強化版**。

方法 6 反覆進行「全力活動身體→休息」

「SIT模式」的基本做法如下：

❶使出全力活動身體十至三十秒。

❷以步驟❶的運動的五倍以上時間休息（若全速衝刺了十秒，那就休息五十秒以上）。

❸反覆進行步驟❶～❷三次。

步驟1可以做任何運動。可以在健身房踩健身腳踏車，也可以在家做階梯有氧，只要符合「使出全力活動身體」這個要點，無論選擇什麼運動都能得到效果。

這時候，請注意運動的負荷必須到達**「竭盡全力」**。運動剛結束時，雙腳會到搖搖晃晃站不穩的程度，使用72頁所介紹的主觀評分方式，以「九至十分」為目標。

「SIT模式」的效果已得到多數研究證實，其中最具代表性的是，麥克馬斯特大學的馬丁・吉巴拉（Martin Gibala）所做的測驗[19]。研究團隊找來一群運動不足的男性，將他們分成兩組，一組是做「S－T模式」，另一組是做「有氧運動」。實驗中所採用的「S－T模式」如下：

❶做暖身運動兩分鐘。

❷使出全力踩健身腳踏車二十秒。

❸以輕踩健身腳踏車兩分鐘作為休息。

❹將步驟❷～❸再重複進行兩次。

❺做緩和運動三分鐘。

換言之，做「S－T模式」的時間實質上不超過三分鐘，真正痛苦的部分只有一分鐘。相對地，有氧運動組則是前後各做五分鐘的暖身和緩和運動，中間以最大心率的百分之七十到八十的負荷，踩四十五分鐘的健身腳踏車。

十二週後，對受試者進行檢查後發現，**兩組的心肺功能都提升了百分之二十，胰島**

素敏感性、肌肉的運作也都獲得了相同程度的改善。也就是說，SIT模式組的運動時間（總計六小時）比有氧運動組（總計二十七小時）大幅縮短，但在逆齡的效果上，卻和有氧運動組不相上下。從節省時間的觀點，明顯可看出「SIT模式」的優越性。請以一週二至三次的頻率進行「SIT模式」，但切忌訓練過量。

程度 7 HIIT-WB

想要抗老化，就必須改善心肺功能，但肌肉也同等重要。先前提到的哈佛大學的統合分析（73頁），其中也計算出除了有氧運動外，若再加上一週兩次以上的重量訓練，死亡率就會再降低百分之十到二十。

因此，程度7要來跟大家介紹的運動，就是「HIIT-WB」（High Intensity-Interval Training Whole-Body：全身高強度間歇訓練）。這是由英國的昆士蘭大學等機構所開發的運動方式，它能同時達到改善心肺功能與增加肌肉量的效果。

說到這，女性讀者們可能會想說「我可不想變成金剛芭比」，關於這點大家不用擔心。人體內會分泌一種增加肌肉所需的激素（睪固酮），女性分泌的量只有男性的十分之一至三十分之一。絕大部分的女子職業舉重選手的體型，也不會給人肌肉碩大的感覺，反而是呈現出優美的苗條，所以請安心實踐「HIIT-WB」。

方法 7

實踐「HIIT-WB」

「HIIT-WB」是按照以下❶～❺的步驟進行。

大家可以看到，這些運動都是用到全身上下各個部位，連健跑或騎自行車難以鍛鍊到的肌肉，都能刺激到。**全部只需四分鐘，也很適合沒有時間運動的人。**

近年來，確認「HIIT-WB」效果的實驗增加，並逐漸證實「HIIT-WB」有助於改善我們的身體功能[20]。其中相當著名的是，昆士蘭大學所做的實驗。研究團隊要

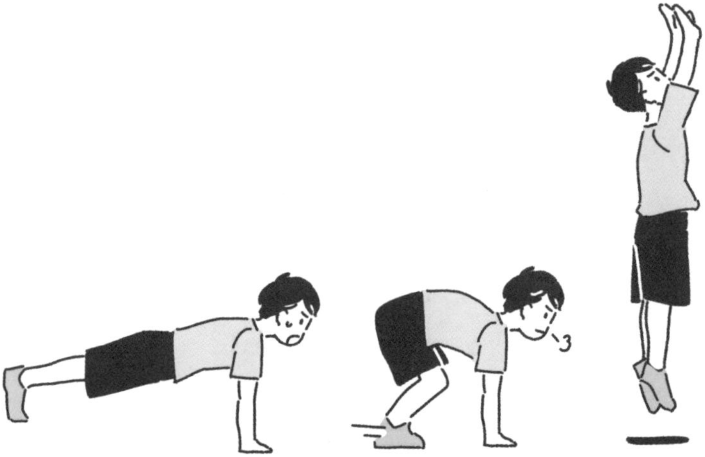

波比跳（Burpee）

將深蹲、高棒式（伏地挺身的挺身姿勢）、
跳躍的動作串聯起來，一氣呵成地進行。

❶ 使出全力做波比跳20秒，休息10秒後，再進入下個項目。

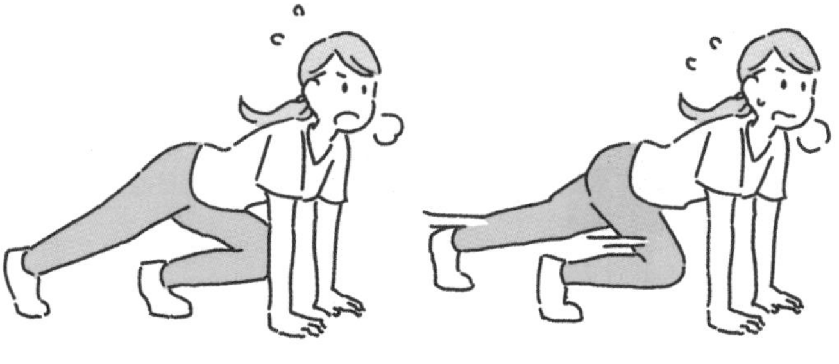

登山走

雙手手掌貼著地面，身體到腳呈一直線，
左右腳輪流朝上半身收回。

❷ 使出全力做登山走20秒，休息10秒後，再進入下一個項目。

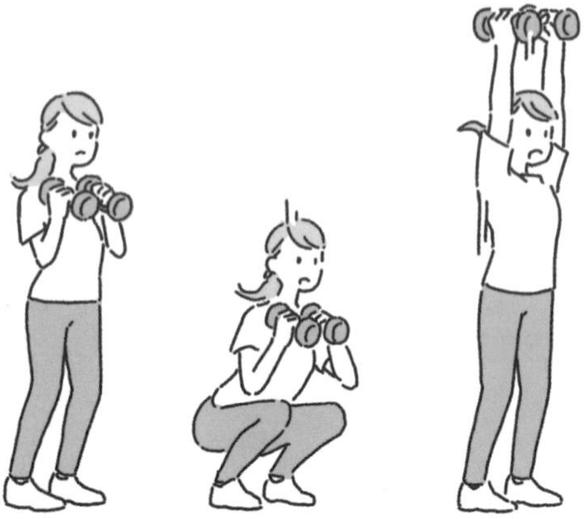

深蹲肩上推舉

雙腳與肩同寬，屈膝蹲下後，立刻將雙手撐地，
雙腳往後跳，呈現高棒式的姿勢。
接著，雙腳收回呈屈膝蹲下的姿勢，站起的同時將啞鈴向上推舉。

❸ 使出全力做蹲撐立20秒（使用3kg的啞鈴），
休息10秒後，再進入下一個項目。

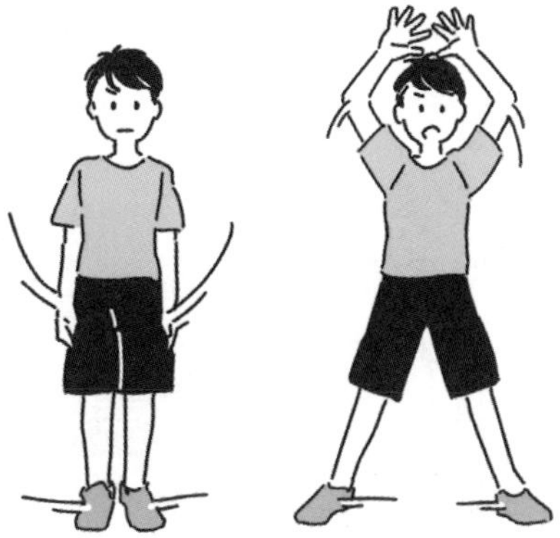

開合跳

首先，讓雙手自然垂下，雙腳與肩同寬。
接著，一邊輕輕跳起，一邊將雙腳打開至超過肩寬。
雙腳落地的同時，雙手於頭頂正上方合掌。

❹ 使出全力做開合跳20秒，休息10秒後，再進入下一個項目。
❺ 將步驟❶～❹再做2組。

求一群健康的男女，以一週四次的頻率進行「H－I－T-WB」，並與一天健跑三十分鐘的對照組做比較。四週後進行體力測試，比對出了兩者的差異[21]：

·在最大攝氧量上，兩組的人都有了介於百分之七到八的改善。

·只有在執行「H－I－T-WB」的受試者身上，看到肌肉持久力的改善：腿力、伏地挺身和胸推（Chest Press），分別改善了百分之四十、百分之一百三十五和百分之兩百零七（健跑組則沒有肌肉方面的改善）。

這項實驗中，「H－I－T-WB」組所做的運動一週只有短短的十六分鐘。即使如此，在心肺功能方面，仍得到與普通健跑同等的改善；而肌肉方面，最多甚至增加了兩倍，效果十分驚人。這是一項新的技術，仍需要持續的觀察與測試，但筆者向各位大力推薦。

運動的額外選項

接下來要介紹的是，不用真的運動也能給予身體適度痛苦的方法，提供各位參考。雖然抗老化效果不如實際運動，但仍值得一試。

方法 8

三溫暖浴二十分鐘

第一個額外選項是三溫暖。正如第一部分介紹過，**三溫暖的溫熱會讓心率提高至每分鐘約一百二十拍，產生類似運動後的效果。**建議在攝氏八十度以上的烤箱中一次待二十分鐘，這樣才能讓三溫暖的效果最大化。但待了二十分鐘後，效果可能就會達到極限，再待下去恐怕也不會有幫助，這一點還請特別注意[22、23]。

方法 9

沖冷水澡

溫熱能幫助我們抗老化，反之，**「冷卻」也有逆齡效果**。關於這項作用已得到廣泛的接納，此外，也有許多耐人尋味的數據能作為佐證，例如**在冬季游泳過後的男女，抗氧化能力得到提升的案例**[24]；**待在攝氏十度房間裡的受試者，脂聯素（Adiponectin，長壽激素）增加七成等研究**[25]。

其中最簡易的方法，就是沖冷水澡，先以正常溫度沖澡，讓身體溫熱後，再以十到十二度的冷水沖洗三十到九十秒，這樣一個小小的動作，也能得到充分的抗老化效果。一項針對三千零一十八人進行的研究發現，持續進行這個沖澡法一個月的實驗組，和只有做一般淋浴的對照組相比，前者感冒的發生率降低了百分之二十九，白天的活力也提升了[26]。只要你不是那麼怕冷，不妨偶爾試著用冷水沖沖身體。

技法 2 AMPK飲食法

代謝。長壽。瘦身。美膚

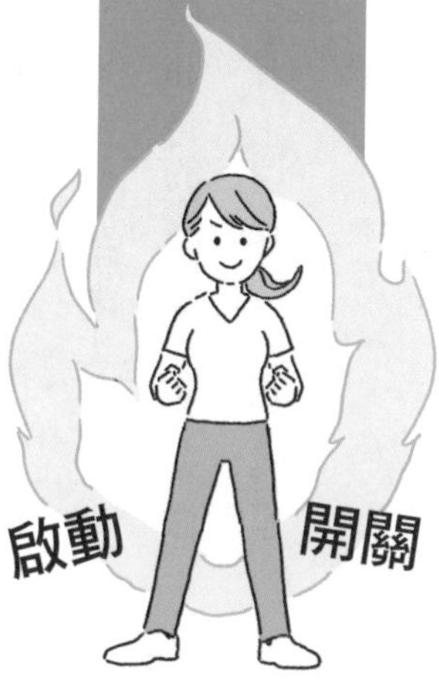

施予身體適度痛苦的第二項技法，就是「AMPA飲食法」。「漸進運動」是從外部給予身體刺激，而**這裡要介紹的就是，由身體內部啟動毒物興奮效應。**

AMPK是一種具有類似「加油站」功能的酵素，**當人體所需的能量不足時，就會開始活動，它能夠向全身細胞下達指令，讓細胞事半功倍地使用我們的肉體。**它又被稱為「新陳代謝的總開關」，是體內十分重要的機制。

既然如此，AMPK對於老化自然有著強大的影響力。當身體事半功倍地使用能量時，就能改善細胞的運作，最終也應該能達到延年益壽的效果。

最新的研究已逐漸證實了，活化AMPK能延緩老化、延長壽命的機制[27]。逆齡研究的權威凱・卡尼朗塔（Kai Kaarniranta）曾說：

「只要能量代謝的效率得到改善，抗壓能力就會增強，細胞的運作也會提升。如此一來，應該就能得到改善並延長健康壽命的效果。許多實驗也證明，壽命會隨著AMPK的增加而延長。」

AMPK開始運作的狀態，類似於業績下滑的企業急急忙忙地做出經營管理上的整頓，把不必要的經費支出減至最低，同時也重新調查員工的擅長領域，派給他們適合其特長的工作。

只要能讓對的員工站在對的崗位上，工作的動機自然會提升，平日的勤務也會執行得更順遂。

同樣地，AMPK在體內啟動後，**身體就會開始執行最佳化，進而有效控制醣類與**

脂質的代謝，最後就會讓我們的身體逆齡。

能讓細胞逆齡的斷食，厲害在哪裡？

「AMPK飲食法」是一種刺激體內加油站的飲食法。雖然伴隨而來的是某種程度的「痛苦」，但只要正確地持之以恆，你體內的抗老化機制就會確實啟動。

這項飲食法可分為以下兩大重點：

❶攝取植物化學成分。

❷執行斷食。

第一項中所說的植物化學成分，其實已在PART 1說明過。**植物中含有的多酚等成分，會在我們體內成為「輕微的毒素」，透過AMPK活化毒物興奮效應。**

另一項是斷食，這也是從很早之前就已廣泛流傳於世界各地的健康法，近年有愈來愈多數據證實斷食的抗老化效果。

不建議斷食的情況

⚠ BMI在18以下	BMI太低，身體就有可能承受不了低熱量帶來的傷害。請以增加脂肪與肌肉為優先。
⚠ 有糖尿症傾向	胰島素敏感性太低，就很可能因斷食所帶來的傷害，造成症狀惡化，因此不適合斷食。請與主治醫師諮詢，先改善醣分的代謝後，再實踐斷食。

讓我們來看看美國國家老化研究所（National Institute on Aging）的團隊，在二〇一九年發表的文獻探討[28]。這篇論文是在仔細調查關於斷食的前人研究後，將現階段的最佳論點彙整出來。

經過分析，研究團隊指出**「斷食不僅可減重，還具有其他效果」**，其效果如下：

- **能減緩體內的發炎現象，改善過敏性氣喘、關節炎。**
- **調節免疫系統，修復受損細胞。**
- **提升大腦資訊處理的速度。**

從免疫系統到大腦的功能都能得到改善，其效果之廣泛，令人驚豔。

ＡＭＰＫ具有平衡全身能量之功能，從這個角度來看，就能明白斷食的效果為何如此強大。**阻斷一定期間的熱量供給，人體就會慌慌張張地活化ＡＭＰＫ，而開始啟動細胞的抗老化功能。**

只不過，斷食時的主要目的，基本上是施予身體輕度的「痛苦」，你若符合上面所列出的條件時，建議最好不要貿然斷食。

滿足以上前提後，讓我們根據實踐的容易度，依序來看看有哪些方法能幫助我們活化ＡＭＰＫ。請選擇對自己最方便的方式來實踐。

程度 1 增加多酚的攝取量

活化ＡＭＰＫ最簡單的辦法，就是攝取多酚。前面也提到過，植物的多酚在人體內會被當成毒素，**活化ＡＭＰＫ，進而產生能量週轉率及DNA修復能力的改善，以及粒線**

體生合成反應（Mitochondrial Biogenesis）**的活化等等，這些都會讓我們的身體細胞開始變年輕**[29]。

狩獵採集的原住民和薩丁尼亞島的人瑞，平日也都會攝取多酚，比方說，坦尚尼亞的哈扎族（Hadza）會食用二色捕魚木（Kongolobe）和猴麵包樹（Baobab）上的果實，這些果實中所含的多酚量，相較於先進國家所消耗的莓果的多酚量，竟然高達二十倍之多。薩丁尼亞島的高齡人士也會透過食用黑莓、飲用米爾托酒（Mirto）（米爾托是一種自古以來生長在薩丁尼亞島森林中的香藥草），大量攝取羥基酪醇（Hydroxytyrosol）等多酚。**增加多酚的攝取量，可說是逆齡飲食的第一步。**

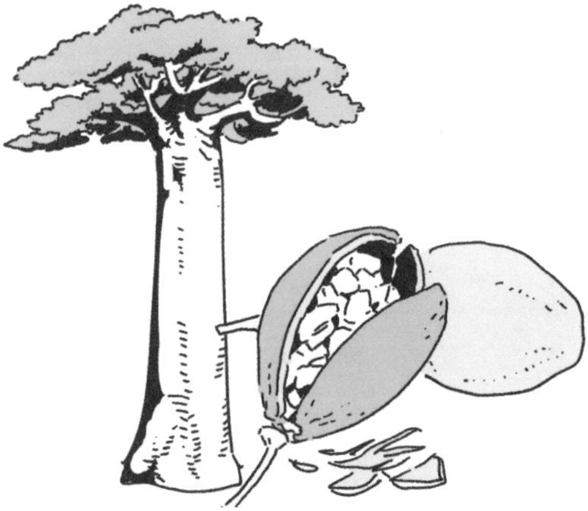
熱帶大草原上經常可見的猴麵包樹及其果實。

方法 10 透過辛香料、香藥草、莓果、咖啡攝取多酚

二〇一〇年，克萊蒙奧弗涅大學（Clermont Auvergne University）的論文，進行了一項關於富含多酚食物的調查[30]。該論文從過去數千份以上的調查中，遴選出了一百種多酚含量豐富的蔬菜水果，而左表所列的是其中名列前茅的食物。想增加多酚的攝取量時，不妨參考左表。

基本上，含量最豐富的是辛香料和香藥草類，但要在每一餐中使用大量的羅勒、薑黃，可能不是那麼容易。從熱量均衡的角度來看，**一邊透過莓果、咖啡、綠茶等飲食提高多酚的總量，一邊增加番茄、甜菜等紅色與紫色的蔬菜，或許是較為實際的做法。**

但接下來這個才是真正的難題：「我們一天該攝取多少多酚？」關於多酚的研究，尚處於初期階段，在攝取量上，還沒有一個明確的參考指南。現階段只能透過觀察研究，推測最適合的攝取量。

多酚含量豐富的食物

丁香	做濃湯或咖哩時會使用到的辛香料。多酚含量達到最高等級（每100g約含15188mg），超越眾多食物。 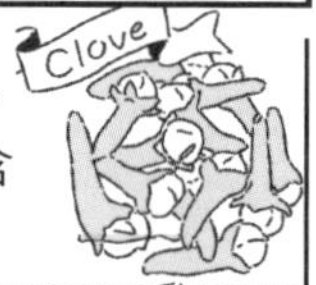
胡椒薄荷	多酚含量為每100g約11960mg。同時具有很好的抗發炎效果，是十分有益健康的香藥草。 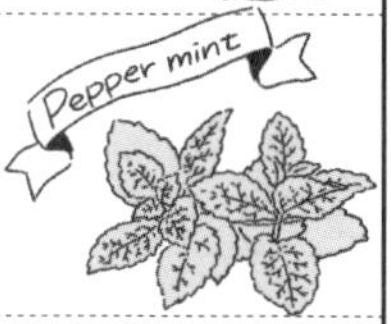
其他各種香藥草和辛香料	除了丁香與薄荷外，在多酚含量排行的前幾名中，香藥草與辛香料占據了多數名次。八角、奧勒岡、鼠尾草、芹菜籽、百里香、羅勒、迷迭香、薑，都含有豐富的多酚。
可可粉	每100g的多酚含量占排行中的第4名（3448mg）。可可亞中含有的可可多酚（Cacao Polyphenol），還被證實具有改善血管的效果。
各種莓果	水果中表現最優異的是莓果類。尤其是野櫻莓（Black Chokeberry）、西洋接骨木果（Black Elderberry）和藍莓，這3種莓果中，每100g就含有836～1756mg的花青素。大致上來說，表皮顏色愈深的品種，多酚含量愈高。 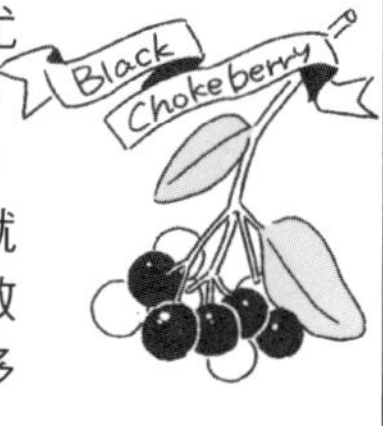
其他各種紫色或紅色水果	李子、甜菜、櫻桃、葡萄、蘋果等含有紅色或紫色色素的水果，多酚含量皆十分豐富。
各種堅果	總體來說，種子類的多酚含量都較高。其中，栗子、榛果、胡桃、杏仁果等堅果特別豐富（每100g約含187～1215mg）。
茶和咖啡	飲料類中，多酚含量的表現，最優越的是咖啡，接著依序是紅茶、綠茶。咖啡中所含的多酚，高達綠茶的2倍（每100g約含214mg）。

目前，最值得參考的是澳洲伊迪斯科文大學（Edith Cowan University）針對五萬六千零四十八人追蹤約二十三年後，發表於二〇一九年的調查[31]。該論文的結論如下：

- **攝取多酚後，死於癌症與心臟疾病的風險降低百分之十到二十。**
- **多酚攝取量達到一天五百毫克左右時，會達到最佳效益。**

「一天五百毫克的多酚」相當於藍莓一百到一百五十克、綠茶一杯、蘋果一顆、柳橙一顆。這種分量應該很容易達成吧，敬請在每日的生活中積極攝取。

程度 2

增加含硫化合物的攝取量

增加「含硫化合物」的攝取量，也是刺激活化AMPK的良方。含硫化合物和多酚一樣，是植物為了抵禦外敵而製造出的物質，因此在人體內也是一種輕微的毒素。**其特徵**

為多數成分具有濃厚的風味與香氣，較為著名的有蘿蔔硫素、異硫氰酸酯、大蒜素等。苦味強烈的十字花科蔬菜、磨成泥會發出刺鼻香氣的蔬菜等，多半都含有含硫化合物，較容易於活化AMPK。以下就來看看有哪些是效果較佳的含硫化合物食物。

方法 11 透過薑、蒜、青花菜攝取含硫化合物

- **薑：**含有薑醇（Gingerol）、薑酚（Shogaol）等抗氧化成分，經許多實驗證實具有抗老化效果。主要的好處有**幫助減重**[32]、**改善膽固醇**[33]、**舒緩體內的發炎程度**[34]等等。這些效果都是透過高精密度的統合分析所得到的結論，其功能性之高無庸置疑。建議每天以攝食零點五公克為標準。

但它有一個缺點，生薑上的有效成分容易流失，不趕快食用就會失去其功效。如果無法趁新鮮食用，則建議使用市售的薑粉。

許多統合分析指出，一天攝取一到三公克的薑粉，或五十毫克的薑萃取液，大約十

二週後，就能得到抗老化的效果。

・**蒜**：蒜與薑一樣，在許多研究中呈現出的數據優異，其主要好處包括，**減少大腸癌風險**[35]、**改善高血壓**[36]、**改善醣類代謝**（Carbohydrate metabolism）[37]等等。前面提到的名為「大蒜素」的香氣成分，具有活化AMPK的作用，這在許多統合分析中也都得到了肯定的結果。大多數的實驗是使用三千六百至五千四百微克的大蒜素，因此計算起來，一天只要吃四公克的大蒜，就能得到抗老化效果（約為一小匙）。如果嫌做菜太麻煩，也可以使用市售的蒜泥醬或大蒜粉。

其他像是洋蔥、青蔥、韭菜等蔥屬蔬菜，也都是含有大蒜素的優良食材。請以使用大蒜為主，再根據季節添加其他蔬菜。

・青花菜：其苦味成分蘿蔔硫素，具有強烈的AMPK活化作用，因此這也是一個應該積極攝取的優良食材。**許多實驗數據指出，青花菜具有抗癌效果；不止一篇統合分析顯**

示，青花菜具有預防肺癌[38]**、乳癌**[39]**、大腸惡性腫瘤**[40]**等疾病的效果。**

苦味濃厚的蔬菜中所含有的含硫化合物能刺激活化AMPK。

十字花科蔬菜，例如白菜、高麗菜、白蘿蔔、山葵、羽衣甘藍、小松菜（日本油菜）等等，雖然從數據來看，程度不及青花菜，但也是容易活化AMPK的優良食材。一項對大約九萬名日本人追蹤十七年的大規模調查也指出，**經常食用十字花科蔬菜的人，死於心臟疾病或癌症的風險降低了百分之十四**，這讓十字花科蔬菜的愈來愈受到青睞[41]。

在食用十字花科蔬菜時，請注意烹調方式。蘿蔔硫素怕熱，即使只是稍微在鍋中小炒，也會讓蘿蔔硫素的含量銳減。高麗菜、小松菜大家比較常生吃，但對於青

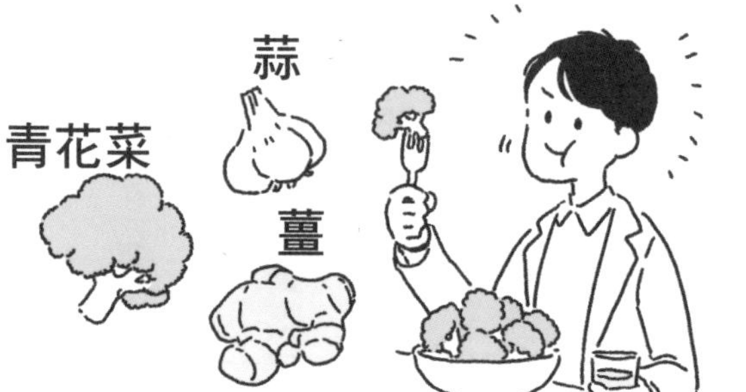

苦味濃厚的蔬菜中所含有的含硫化合物能刺激活化AMPK。

花菜的生吃，多數人可能會感到抵抗，不過只要將青花菜切碎，其實意外容易入口。**只要你不是特別討厭苦味，就請以生吃的方式食用。**

以上就是富含含硫化合物的優良食材。

如果覺得每天要思考該吃哪種蔬菜很麻煩，就不妨記住這一點：**「一天吃一種苦味強烈的食材」**。因為蔬菜的苦味是植物創造出的防禦機制，因此也代表著能為我們的身體帶來適度的「痛苦」。

程度 3 九十分鐘斷食法

從程度3開始，我們要利用斷食來增加痛苦，使AMPK更進一步得到活化。

方法 12

用餐時間向前後移動九十分鐘

第一個要介紹的是「九十分鐘斷食法」的技巧，實踐方式非常簡單[42]。

❶將平常吃早餐的時間延遲九十分鐘。

❷將平常吃晚餐的時間提早九十分鐘。

假如平常是早上七點吃早餐，就改成八點半吃，平常是晚上八點吃晚餐，就提早至六點半即可。這跟一般斷食給人的感覺很不同，但光是做到這樣，也能充分發揮效果。

其中一項著名的研究案例是，來自英國薩里大學（University of Surrey）的實驗。該研究團隊僅要求健康的參加者實行「九十分鐘斷食法」，在飲食和運動上沒有給予任何指導，並追蹤調查接下來十週的變化[43]。執行「九十分鐘斷食法」的實驗組中，約六成的人都回答「三餐進食量變得比平常少了」，而且**跟依照往常時間用餐的對照組比起來，體脂肪減少了兩倍。**

由於這只是小規模的實驗，還需要後續更多實驗來證實，但在做法上，只需要將用餐時間前後移動九十分鐘，拿它當作斷食法的入門，可說是再適合不過。沒有斷食經驗的人，請先從這個方式開始入手。

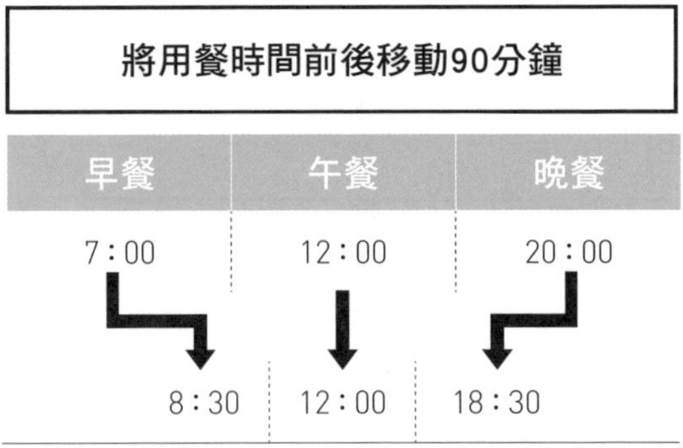

將用餐時間前後移動90分鐘		
早餐	午餐	晚餐
7：00	12：00	20：00
↓	↓	↓
8：30	12：00	18：30

收束最早和最晚的用餐時間，讓晚餐至隔天早餐的空腹時間延長。

程度 4 TRF

「TRF」是西班牙的巴塞隆納自治大學（Autonomous University of Barcelona）所開發出的手法，由**「在限定的時間中進食的方法」**（Time-Restricted Feeding）的首字母縮寫而來[44]。

方法 13 將用餐限定於較早的時間帶

具體的做法如下：

❶在早上六點半到八點半間吃早餐。

❷在早餐過後的六小時（中午十二點半到下午兩點半）之前，結束晚餐（不吃午餐，一天兩餐）。

❸晚餐結束後到隔天的早上六點半到八點半，什麼都不吃。

一天的斷食時間大約十八小時，每天重複這個循環，就是「TRF」的基本做法。

在「TRF」的驗證測試中，**這種進餐方式持續五週後，受**

將用餐限定於較早的時間帶內（TRF）範例

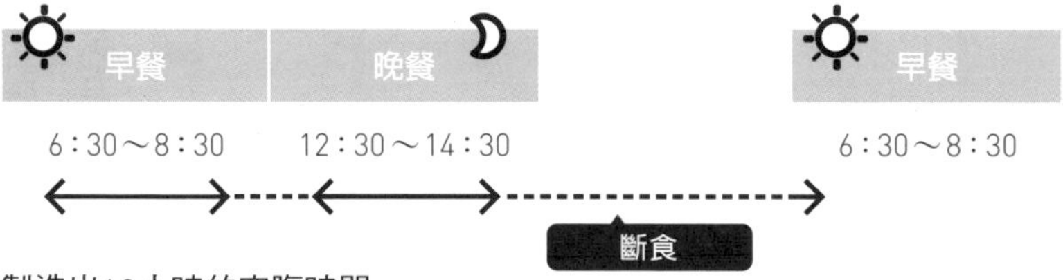

製造出18小時的空腹時間

試者的胰島素敏感性和血壓都大幅改善，下午後食慾開始減退，身體的氧化壓力也大幅減少。斷食十八小時所帶來的好處，也已透過其他數據證實，建議各位先嘗試五週左右，確認看看在自己身上有沒有出現良性的變化。

方法 14 不吃早餐

恐怕有些人無法將用餐時間限定在較早的時間帶。像是經常需要參加餐會的公司員工，要他們在下午兩點半前結束晚餐，談何容易。

像這樣的人，不妨選擇不吃早餐的斷食法，不必勉強在較早的時間帶結束晚餐。具體的做法如下：

❶ 跳過早餐，中午十二點再開始正常用餐。

❷ 晚上八點前結束晚餐。

這是前面提到的美國國家老化研究所，向民眾推薦的斷食法，基本上就是要製造出平均十六至十八小時的空腹時間。如果晚上八點前無法結束晚餐的話，就請配合結束最後一餐的時間，將午餐時間向後延。

比方說，聚餐是在晚上十一點解散的話，隔天就要等到下午三點才能吃午餐；如果在凌晨兩點吃了消夜，就必須在當天的下午六點以前，都不能吃任何東西。**總之，就是要製造一定長度的空腹期，讓貯存在肝臟中的能量耗盡。**

斷食期間，除了水、茶、黑咖啡以外，請勿飲用或食用任何東西。標示為零卡的健康食品或營養補充品也都不能碰。

剛開始時，或許會因為強烈的空腹感而變得煩躁，但多數實驗顯示，許多人在經過兩週左右痛苦就會開始緩和，一個月後就會完全習慣。**筆者個人則是，身體在十天前後就開始習慣，過了大約三週後，頭腦甚至有一種撥雲見日、一掃陰霾的感覺。**各位不妨先以兩週為目標嘗試看看。

程度 5

間歇性部分斷食

「間歇性部分斷食」是奧林匹克訓練中心推薦的手法，研究團隊的評論如下[45]：

「實踐間歇性部分斷食的人，能在幾乎不流失肌肉的狀況下，讓體脂肪大幅減少，而且運動表現也會得以提升。」

也許有人會覺得「哪有這麼好的事」，但實際參加過「間歇性部分斷食」實驗的人，確實在經過六週後，體脂肪就減少了百分之十五點一，而肌肉僅減少百分之二點九一。腹部和大腿部的效果尤其出色，兩個部位的體脂肪各減少百分之十七點四與百分之十點四。美中不足的是，該實驗的品質並不算高，但這個方法仍值得一試。

方法 15

一週三天降低至「維持熱量」

以下是「間歇性部分斷食」的實踐指南：

❶ 斷食當天，吃進的熱量必須比一天「維持熱量」少百分之三十至四十。

❷ 一週斷食三天，且每次相隔一天，剩下的四天可不必在意熱量，隨意進食。

❸ 斷食當天，最少每公斤體重攝取一克蛋白質。

步驟1的**「維持熱量」**是指維持目前體重所需的熱量，意即攝取熱量和消耗熱量達到平衡，體重不會往上升，也不會

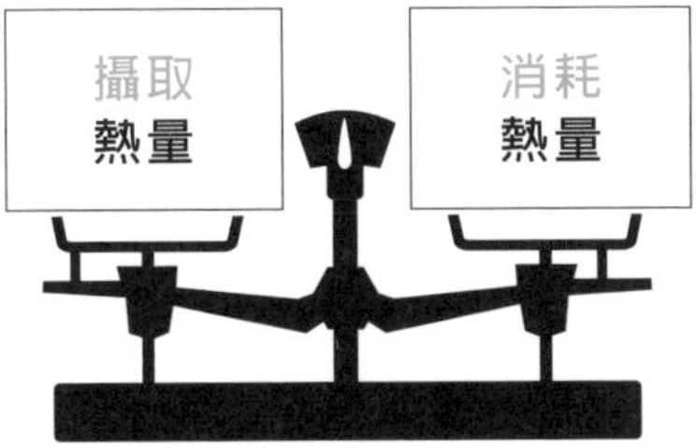

這就是維持熱量。

「維持熱量」的計算公式

1

1 基線的計算

將自己的體重（kg）乘以22，求出基本的消耗熱量。例如，一個人的體重若是62kg，那麼他基本的消耗熱量就是「62×22＝1364kcal」。

2

2 乘以活動量

將步驟1中求出的消耗熱量，乘以活動量參考指南的數值。

- 主要都是坐辦公桌前，1天的運動時間低於15分鐘＝1.2
- 1週做1～2小時的重訓或有氧運動＝1.35
- 1週做3～5小時的重訓或有氧運動＝1.5
- 1週做6～7小時的重訓或有氧運動＝1.65
- 1週做超過7小時的重訓或有氧運動＝1.75

這個參考指南中所提到的「有氧運動」，包括了健走、健跑、騎自行車、游泳、瑜伽等等。如果一個體重62kg的人，1週健跑4小時，那麼他的計算公式就是「1364kcal × 1.5＝2046kcal」。最後得出的數值就是「維持熱量」。

往下降的程度。簡單的計算方式列於上方。

雖然這只是一個粗略的指標，但專業的健身教練也是使用這個計算公式，因此這是幫助我們掌握一天所需熱量的有效工具。求出維持熱量後，接著就是把「間歇性部分斷食」所需的熱量算出來。

維持熱量為「兩千零四十六大卡」的人，只要減去百分之三十到四十即可，因此每天攝取熱量的目標就是「一千二百二十七至一千四百三十二大卡」。接下來就只須每週選三天遵守這個數字進食，用餐的時間帶沒有限制。

另外，關於餐點的熱量計算，不妨使用「Asken」（http://www.asken.jp/s/）或「MyFitnessPal」等手機上計算熱量的APP。只要輸入吃進口中的菜色或食物，APP就會顯示出大約的熱量，這是實踐斷食絕對不能錯過的好幫手。

程度 6 仿斷食飲食法

「仿斷食飲食法」（Fasting Mimicking Diet）是一個月中只有五天徹底降低熱量的斷食法，南加州大學（University of Southern California）的研究團隊正在定期驗證其成效[46、47]。首先，讓我們來看看具體應該怎麼做。

方法 16

一個月只用五天徹底降低熱量

❶ 決定斷食的日子（例如，「利用每月第二週的五天時間」等）。

❷ 斷食第一天的進食量，以降低至一千零九十大卡為目標。三大營養素的分配比例，以「蛋白質百分之十一，脂質百分之四十六，醣類百分之四十三」為目標。

❸ 第二到第五天，將用餐量降低至一天七百二十五大卡。三大營養素的分配比例，以「蛋白質百分之九，脂質百分之四十四，醣類百分之四十七」為目標。

此處針對三大營養素的分配比例所做出的指示，只是一個粗略的數值，不需要精準地遵守。每個人體質不同，有些人可能增加蛋白質的攝取，比較不容易感到空腹，就筆者個人的經驗而言，按照以下的分配比例，反而更不容易為飢餓所苦，體脂肪也降得更快。

・第一天＝將用餐量降至一千一百大卡，其中蛋白質占百分之三十，脂肪占百分之三十，醣分占百分之四十。

・第二至五天＝將用餐量降至六百大卡，其中蛋白質占百分之二十五，脂肪占百分之四十五，醣分占百分之三十。

提供一個參考做法：可先從攝取百分之十的蛋白質開始，當你真的感到飢餓難耐時，再以一次百分之五的比例慢慢向上增加。請多嘗試幾次，找出最適合自己的比例。

這裡有一點必須注意，那就是**脂質不可降低太多**。脂質是必須營養素，脂質不足會破壞內分泌的平衡，造成皮膚問題。

脂質攝取量的最低底線是，**每公斤體重必須攝取零點五公克。換言之，體重若是六十公斤，那就是「六十乘以零點五」，一天必須攝取三十克的脂質**。脂質一公克約等於九大卡，體重六十公斤的人若只攝取六百大卡的熱量，其中的脂質則需高達兩百七十大卡，也就是說，脂質會占總體重的百分之四十五。

・體重六十公斤×零點五公克×九大卡÷六百大卡＝零點四五（百分之四十五）

確定脂質的比例後，請再根據這個數字決定蛋白質和醣類的比例。以方才的例子來看，因為脂質訂為最低底線的百分之四十五，如果設定「一天攝取百分之十的蛋白質」，那麼各營養素的分配比例就會是「脂質百分之四十五，蛋白質百分之十，醣類百分之四十五」。因為蛋白質和醣類的換算方式都是，一公克約等於四大卡，因此我們可以計算出最終的攝取量如下：

・蛋白質：六百大卡×百分之十÷四大卡＝十五公克

・醣類：六百大卡×百分之四十五÷四大卡＝六十七點五公克

雖然這項斷食法需要進行較為複雜的計算，但在南加州大學的實驗中，進行**「仿斷食飲食法」三個月的受試者，體重平均減少三公斤，收縮壓降低了五毫米汞柱，體內發炎程度也大幅降低，甚至連記憶力都提升了。**執行上，九十天中只有十五天須進行熱量削減，因此成效可說是十分卓越。

最初數日或許會感到飢餓難耐，但許多人從大約第三天起，就會開始產生舒暢感，食慾也會消退。實踐時，請先從持續執行三個月開始。

程度 7 隔日斷食法

「隔日斷食法」（Alternate-Day Fasting）顧名思義，**就是重複進行每隔一天就斷食一天的循環。**

方法 17 反覆進行隔一天斷食一天

這項斷食法的基本做法是，每隔一天就設一個什麼都不吃的日子，然後不斷循環，例如：「週一照常進食→週二完全斷食，什麼都不吃→週三再照常進食→週四斷食……」

整體而言，斷食的研究時日尚淺，但「隔日斷食法」的優點就在於，它有許多高品質的數據，近年也有不少報告證實其成果[48]。奧地利格拉茨大學（University of Graz）二〇一八年的實驗就是其中一例[49]。

研究團隊以標準體型的男女為對象，要求他們執行「隔日斷食法」四週，並對他們的血壓、體內的氧化程度進行測量。該實驗所使用的斷食規則如下：

❶ 進食日可隨意吃任何食物，無需考慮其熱量。
❷ 斷食時，必須要創造出三十六小時的空腹期。
❸ 斷食期間，只允許飲用白開水、氣泡水、黑咖啡和綠茶。

因為要創造出三十六小時的空腹期，所以假設在週一晚上八點結束進食，那就必須在隔天的週二絕食一整天，在之後的週三早上八點後開始進食，並在當天晚上八點前結束最後一次進食，再於隔天的週四絕食一整天。

而研究團隊在執行了「隔日斷食法」的受試男女身上，觀察到下列變化：

- **熱量的攝取量減少了百分之三十七點四（正常進食的對照組則是減少百分之八點二）。**
- **體重減少三點五公斤，其中體脂肪減少二點一一公斤。**
- **收縮壓改善了百分之三點三七。**

許多斷食實驗都是以體型肥胖的人為受試者，但這項實驗卻完全是以健康且標準體型的男女為對象。而且，短短四週就展現出這樣的成果，實在是十分驚人。

在習慣之前，絕食三十六小時絕非易事，許多人會在持續約三至四日後，食慾開始消退，並感受到注意力提升、膚質改善等好處。請先嘗試二至四週，判斷自己的身體有能力負荷後，再持續進行。

AMPK飲食法的額外選項

這幾年，科學家漸漸發現，部分的營養補充品具有活化AMPK的作用[50]。當然，多酚最好還是從平日飲食中攝取，而AMPK活化方式仍是以飢餓感為首選。但服用營養補充品仍不失為一個選擇。就讓我們來看看有什麼營養補充品能幫助我們活化AMPK。

方法 18

透過營養補充品攝取薑黃素

有研究報告指出，薑黃中所含的成分「薑黃素」，具有活化AMPK的效果[51]。關於薑黃素，不僅數據豐富，且其安全性與作用程度都十分良好，可說是營養補充品中的最佳選擇[52、53]。

只不過，服用薑黃素的難處在於，這種成分不易為人體吸收，大部分都會被排出體外[54]。因此也有不少專家不認同薑黃素的好處，所幸，這幾年間已開發出了能提高體內吸

選擇薑黃素時該有的成分標示

胡椒鹼類	此類劑型添加了胡椒鹼，這是一種胡椒中的辣味成分。添加胡椒鹼後，相較於未加工的薑黃素，運送至血液中的比例最大可提高至20倍[55]。「BioPerine」為其中代表性的廠牌。
奈米類	將薑黃素製作成小分子的形式，使吸收率提高約27倍[56]。較有名的商品為THERAVALUES廠牌的「Serakurumin」。
油性類	油性類的研究案例雖然仍嫌不足，但一般認為大約具有6～7倍的吸收率[57]。只要選擇成分標示中有「BCM-95」的商品即可。
Phytosome類	此類劑型是在薑黃素中添加植物性的卵磷脂，吸收率高達29倍之多[58]。使用此種技術的營養補充品，通常都會在成分標示上標註「Phytosome」。

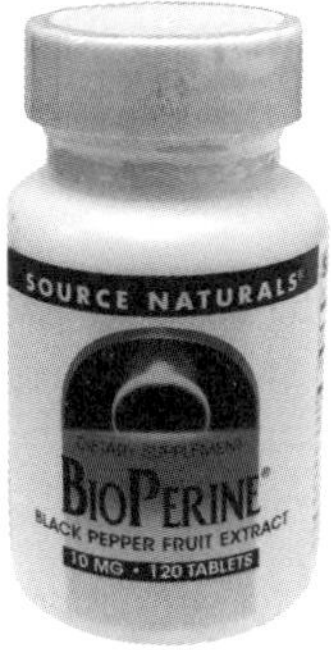

收率的劑型。在選擇營養補充品時，請注意成分標示中，是否有如左表所示的加工標示。

從價格與效能兩方面的CP值來看，表現最好的是**胡椒鹼類**。許多測試所使用的劑量都是一天八十到兩百毫克，因此請先從這樣的劑量開始嘗試。

方法 19

葡萄帶皮吃，攝取白藜蘆醇

白藜蘆醇是葡萄皮中所含有的一種多酚。這種多酚在科學界中毀譽參半，曾被譽為「活化長壽基因的夢幻物質」而轟動全球，但幾年後又被發現研究造假而名譽掃地，長期以來極具爭議性。

然而，二〇一〇年代起，科學界進行了高品質的實驗，中國南方醫科大學又針對二十一篇前人研究進行統合分析，並**發現一天攝取三百毫克以上的白藜蘆醇，有助於改善總膽固醇及血壓方面的問題**[59]。

雖然數值稱不上顯著，但看起來應該具有降低心臟病風險的效果。

不過，現階段的白藜蘆醇研究，大多都是針對體重過重的受試者所進行，因此在標準體型的人身上是否能取得類似效果，仍有待後繼研究觀察，這一點必須事先提醒各位讀者。

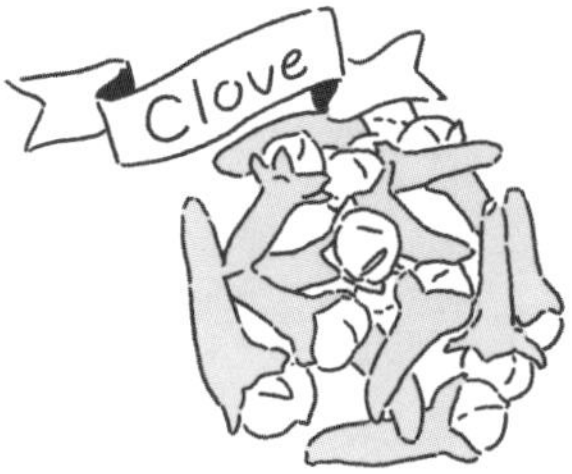

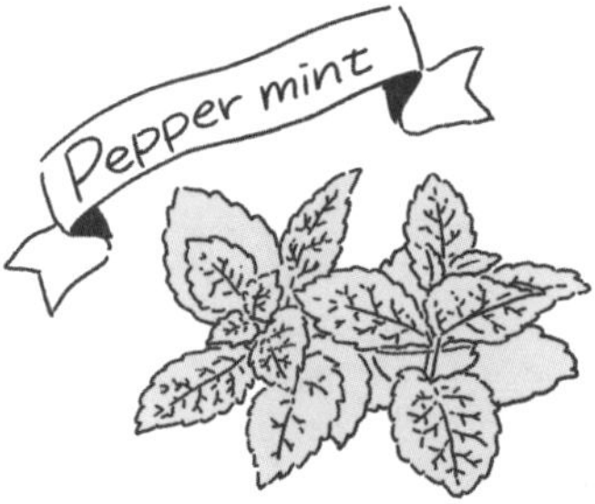

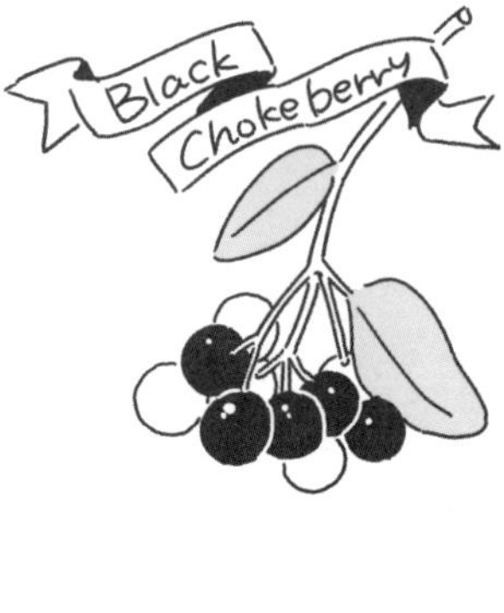

技法 3 暴露法

皮膚。外貌。抗壓性

前面我們透過進食與運動，對身體施予痛苦，所以接下來就輪到心理層面了。心理和生理一樣，要循序漸進地施加壓力。

讀到這裡，也許有些讀者會感到抗拒。因為這是一個充滿壓力的現代社會，不願讓心理再承受更多負擔，也是人之常情。大多數的人在下班後，精疲力盡，應該只想好好讓身心得到放鬆吧。

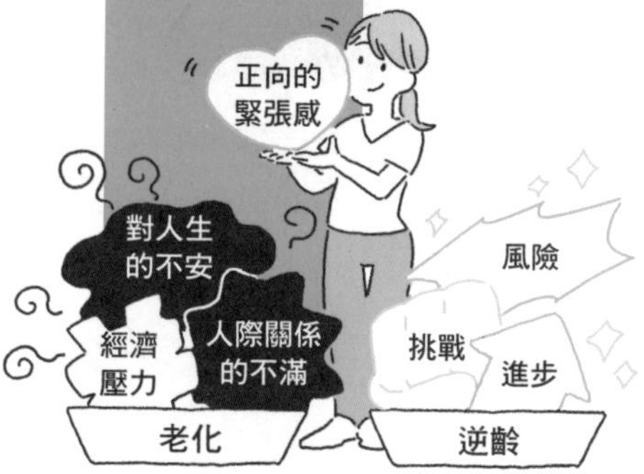
正向的緊張感
對人生的不安
經濟壓力
人際關係的不滿
老化
風險
挑戰
進步
逆齡

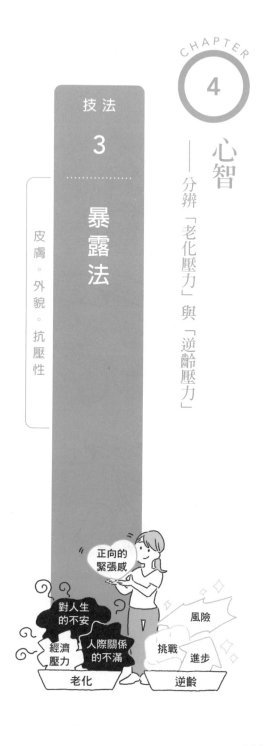

這時候，我們必須先認清一件事：心理的負擔分為兩種，**一種是「老化壓力」**，另**一種是「逆齡壓力」。**

老化壓力：人際關係的不滿、對人生的不安等不停在腦中反覆出現的心理負荷。

逆齡壓力：朝著某個目標努力時所感受到的精神上的緊張感。

「老化壓力」是指，時時刻刻縈繞在心頭的焦慮、憤怒等情緒。不得不和討厭的主管碰面、工作不穩定而看不見將來、每天過著毫無樂趣的生活等等，因這一類的緣由不斷遭受心理折磨，這種精神上的痛苦就是「老化壓力」。

慢性壓力會傷害我們的心靈，一點一滴地剝奪你的年輕。比利時的魯汶天主教大學（Catholic University of Louvain）等機構，進行了一項對兩百名男女進行拍攝的研究，歷時十年。研究顯示，日常壓力程度高的人，往往會連同外貌一起衰老，其中影響最大的是**「經濟壓力」**[60]。愈是為分期付款、月薪太低而煩惱的人，外貌愈容易給人比實際年紀衰老的印象。

壓力造成老化的機制十分複雜，但最大的因素就是來自於內分泌的變化。

精神狀態的惡化會使得稱為皮質醇的激素增加，而這又會誘發腦部釋放出一種神經肽——「物質P」（Substance P）。物質P會導致體內發炎，如慢火燉煮般一點一點地攻擊著我們的皮膚及內臟，最後造成全身的功能都開始下降，進而使高血糖、肥胖、過敏等風險提高。

要維持年輕的外貌，就必須小心這種惡性的壓力。

進步必然伴隨「良性壓力」

至於**「逆齡壓力」則是指，朝著對自己有益的目標投注心力時所感受到的精神上的不快感。**目標可以是跑完馬拉松、減重、長壽、創業等等，種類不限，只要當事人真心覺得「這是一件大事」即可。**這類型的壓力，能賦予我們的腦部適當的良性刺激，進而啟動毒物興奮效應。**

或許有人會想問：「單純當成樂趣來享受不行嗎？」相信有不少人在為自己喜歡的目標投注心力時，會希望能整個過程都是快快樂樂地朝終點邁進。

然而遺憾的是，這種想法在本質上就是不可能的。人類腦部系統從一開始的設計就是，當一個人認真朝著目標邁進時，他就會被賦予不快感。

PART 1裡提到過的心理學家安德斯・艾瑞克森，他對運動界、音樂界中有一番成就的一流人士進行調查，並做出以下結論：

「要精進一項事物，就必須離開舒適的環境。自己擅長的曲子再怎麼演奏，也無法成為訓練，用自己爐火純青的技巧寫程式，並不會使技能得以進步。**要精進就必須要付出最大極限的努力，因此伴隨而來的是極度不愉快的感覺。**」

正如48頁所述，人類的心靈與身體已經演化成會盡可能地節省能量。因為一旦學會了生存所需的技能，接下來只要繼續保持，就不必再多消耗熱量，這麼一來存活的機率也會提升。至於新技能的學習，等到周圍的狀況真的改變時再說也不遲。

因此人腦具備了一種機制，那就是當我們在朝著新目標前進時，一定會感到痛苦。這是人腦系統向我們身心傳達「保持現在這樣比較好喲」，進而促使我們維持現狀。

簡言之，**真正的進步永遠都是離不開「痛苦」的**。這也可以當成一種判斷指標，例如在學習新的數學公式時、練習未知的演奏技巧時、絞盡腦汁尋找創業構想時，如果沒有伴隨著任何一絲不快感，那就可以判斷我們的大腦正朝著維持現狀的方向前進。

「超級長青族」之所以能超越年齡維持身心不老的祕密

身心的年輕與精神上的痛苦，兩者的關聯性也可在超級長青族（Super-Ager）的研究中得到證明。超級長青族是指，一直保持著和年輕人程度相當的頭腦與身體的高齡者，過去以來有過許多驚人事例被發表，例如到了八十歲世代腦容量卻比中高年大，或者到了九十歲世代外貌卻比實際年齡年輕二十歲等等[61、62]。

美國東北大學（Northeastern University）的麗莎・費德曼・巴瑞特（Lisa Feldman Barrett）針對超級長青族的腦部與生活型態進行調查，她的研究發現，**超級長青族的腦部，除了大腦皮質外，連前扣帶迴皮質**（Anterior Cingulate Cortex）、**島葉皮質**（Insular Cortex）**也十分發達**[63]。

這些區域是大腦交換資訊的樞紐，而有趣的是，這些區域的特徵是，隨著活動量增加，會產生「疲勞」「挫折」「煩躁」等負面感覺。也就是說，**許多超級長青者平日就專注於某種困難的活動，而一邊感受到不快感，一邊使大腦成長。**

他們所體驗的「不快」內容不一而足，有些人是展開新的運動，有些人是八十歲開始學習新語言，其中還有人是在九十歲時，以征服吉力馬札羅山的頂峰為目標。

根據這些數據資料，巴瑞特博士**斬釘截鐵地說，要像超級長青長般保持不老的身心，「就只能定期性地承受痛苦」**。

透過暴露法讓大腦陷入痛苦

而有一個技巧能幫助我們施予腦部痛苦，那就是「暴露法」。這原本是一種用於治療焦慮症、PTSD且成果斐然的行為治療法，而現在被應用在抗老化上[64]。

一言以蔽之，「暴露法」的重點就是「讓身體處於稍微可以忍耐的不快感中」。

舉例而言，假設你想交更多朋友，但又不擅於主動向他人攀談。若要利用暴露法突

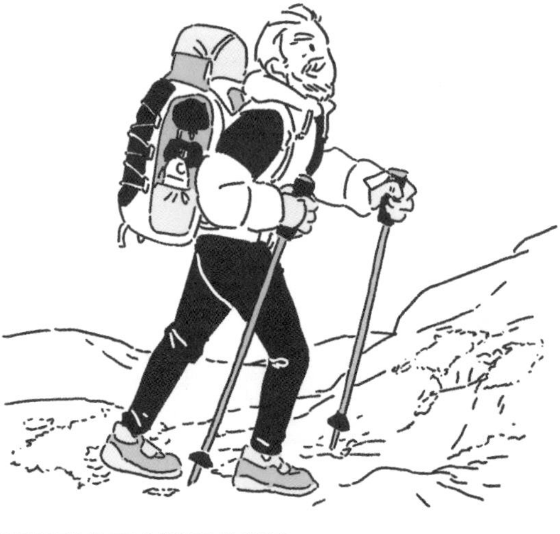

超級長青族不會避開「痛苦」。

破這個狀況，就要先設定一個「風險」，這個風險必須設於你所能承受的極限上。

- 向家人吐露煩惱。
- 嘗試在大型聚會上做簡短的乾杯致詞。
- 對能信任的朋友說出自己的祕密。

選擇一個焦慮程度不像與初見面的人說話這麼高，但會讓內心有點小焦躁的行動，從小處著手，循序漸進地挑戰。

任務的難易度會根據個人的主觀而不同，對某些人來說，「在街上主動跟不認識的人說話」「在同好社團中發表作品」等行動，反而更容易達成。選擇出一個對自己而言負擔稍微高一點點的行動，正是暴露法的第一項重點。

掌握基本原則後，就可以開始實踐了。不過，因為暴露法受到個人主觀影響的成分很大，無法像運動及飲食，直接提供具體的程度分類。因此接下來會提供實行步驟，讓大家找出對自己而言恰到好處的大腦負荷，請依序實踐。

步驟1：製作冒險指數表

「冒險指數表」（Risk-O-Meter）是使用於美國史丹佛大學工程學院等機構的一種改善人生術[65]。這是用來判斷你在人生中，常態性地承擔風險、施予自身痛苦的程度有多高。

如前所述，超級長青族會有意識地經常讓自己離開安全的環境。**除非你刻意冒險，否則你的腦部就無法接收到適量的刺激。**

「冒險指數表」使用的是如左圖的五角形圖表，依類別確認自己承受的風險有多高。

請思考看看：「我的冒險程度有多高？」「我是否為了展開新的行動，而正在克服小小的焦慮及恐懼？」並將自己的現狀填入各個項目中。比方說，你想到「因為我正在準備考證照，所以有在進行智力上的挑戰」，那就在「智力冒險度」上打較高的分數。如果你的判斷是「我既沒在運動，也沒在學習新技藝……」那就在「身體冒險度」上打較低的

CHAPTER 4
心智

分數，分數依自己的主觀進行判斷即可。

這裡筆者就以自己為例，提供各位參考，因為職業的緣故，我必須不斷吸收新的資訊，因此我將「智力冒險度」設定得稍微高一些，反之，因為我天生極度怕生，所以「社交冒險度」則打了低分。只要順從自己的感覺，誠實地評分即可。

步驟2：設定低順位的行動

利用冒險指數表把握現狀後，接著就要來訂定具體的行動了。請挑選出冒險指數表中分數最低的類別，並詢問自己以下問題：

- **怎麼做才能在這個項目中承擔更多的風險？**
- **什麼樣的風險能幫助我改善我的人生？**

接著，將你所想到的行動一一寫下。

假設你發現自己的「情緒冒險度」分數很低，並且想到「如果習慣了在眾人面前演

測量施予自身痛苦多寡的冒險指數表

肢體冒險度

我是否正在使用自己的肢體進行全新的挑戰？例如包括嘗試新運動、學習新樂器、鍛鍊加強已有的技術等等。

智力冒險度

我是否正在做智力上的挑戰，而不畏犯錯與失敗？包括學習新語言、向他人表達意見，學習新的學問等等。

情緒冒險度

我是否正在挑戰會引發焦慮及恐懼的事物？例如在眾人面前演講、向某人揭露自己的祕密、挑戰證照考試等等。

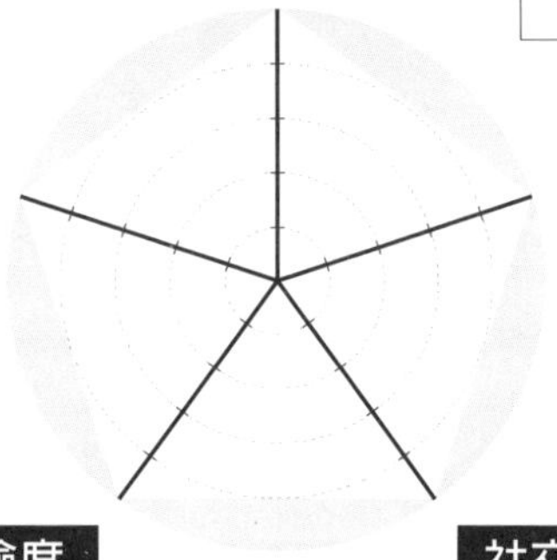

經濟冒險度

我是否正在嘗試金錢上的冒險，以提升自己的幸福感？例如展開新的投資、將金錢投資在他人身上、為學習新技能而使用大筆積蓄等等。

社交冒險度

我是否正在為加深與他人的連結而冒險？包括向不認識的人攀談、與失聯的朋友重新取得聯繫，拓展交友圈以建立新的人際連結等等。

講，應該會在今後的工作上有幫助」。然而，一時之間要你在眾人面前演講，壓力太大，所以最好的辦法就是，從難易度較低的行動開始著手。

- **面對數名專家，盡量只用數張便條紙，即興發表談話。**
- **嘗試在數名朋友面前練習演講。**
- **嘗試在十多名熟人面前說自己擅長的話題。**
- **嘗試在公司的會議中，對同事的意見發表看法。**
- **嘗試對信任的朋友演講。**

請至少想出十個具體的行動。行動的數量愈多，暴露法的成效就愈高。

步驟3：設定行動的等級

將步驟2中想好的行動，從最容易到最困難依序排列出來。請以百分之零到一百來評估，每一項行動會讓你感到多大的焦慮與煩躁。

百分之零＝完全不會感到焦慮，心情十分冷靜。
百分之三十＝會感到一些焦慮，但可以克服。
百分之五十＝因為不舒服的感受增加，要常態性地實踐十分困難。
百分之七十到八十＝焦慮感嚴重到會打亂日常生活。
百分之百＝有生以來感受過最嚴重的焦慮。

這些數值也是依照主觀判定即可。每個人對壓力的感受方式不同，因此不需要認定「對這種事感到焦慮也太丟臉了」。**請誠實地對你的負面情緒評分。**

評分結束後，請將各項行動按照最容易到最困難的順序排列，並填入如下頁的表格中。壓力最小的行動寫在最下方，負面情緒最強烈的行動寫在最上方。這麼一來，暴露法的事前準備就大功告成了。

以實踐「在眾人面前演講」為目標的行動等級範例

狀　況	不安（0－100%）
在眾人面前演講。	100
主持一場有不認識的人參與的會議。	90
主導講座或會議的進行。	75
在工作的會議中發問或發表意見。	60
在聚會等場合和不認識的人說話。	50
出席演講、講座並發問。	45
在聚會等場合上試著對不認識的人微笑。	40
和不認識的人一對一談話。	25
在朋友面前朗誦一段報紙上的新聞。	10
和可以放心的熟人一對一談話。	5

將步驟2中想好的行動，按照實踐的難易順序排列。
並以0～100%的方式，為每一項行動所感到的焦慮與煩躁程度打分數。

步驟4：行動的實踐

完成了行動等級的設定後，就只剩下實踐了。從最下方的低難度行動著手，完成一項後再向上面一個等級移動。**等級愈高，我們的大腦就愈能感到適度的痛苦，毒物興奮效應也更容易啟動。**

剛開始，你或許會感到手足無措，行動實踐中感受到的輕度焦慮與煩躁，正是暴露法正在順利執行的證據。請放寬心，持之以恆地挑戰下去。

基本原則是，每個行動都要反覆執行，直到最初所感受到的壓力降至一半。比方說，假設你將「在朋友的宴會上致詞」的壓力度設為百分之四十，你開始執行這項行動後，當你主觀感到的壓力度降至百分之二十時，就代表你完成這個項目了。接下來，請繼續挑戰更高一階的行動。

此外，在行動的實踐中感到「無聊」時，同樣也代表你該往高一階的行動挑戰了。**「無聊」是我們腦部並未承受適量負荷的徵兆。**如果感覺不到任何一絲壓力，就請挑戰難易度更高的行動。

反之，當壓力過大而無法達成行動時，可能表示這項行動給予腦部的負荷太大。這時請思考看看：「有沒有什麼其他挑戰是難易度比目前低百分之五到十左右的？」這樣就能將冒險程度稍微降低。

步驟5：暴露法日記

為了判斷你對腦部施予了多少刺激，在實踐暴露法時，有必要用可視的形式將你的進度記錄下來。實踐暴露法後，一定要記錄以下數字：

- **執行暴露法的日子。**
- **行動開始到結束所花的時間。**
- **開始行動前的壓力程度與結束後的壓力程度。**

暴露法日記（範例）

我所實踐的暴露法行動：在朋友面前練習報告簡報

執行行動的時間			因暴露法而感受到的壓力（以0～10分計分）			察覺的事
日期	開始時間	結束時間	開始	中段	結束	
4月15日	10：15	11：15	2	8	4	會因為緊張而忘記要講什麼。
4月16日	14：00	15：00	2	8	3	
4月17日	17：30	18：30	1	9	4	
4月18日	17：30	18：30	1	5	2	
4月19日	10：00	11：00	0	4	1	
4月20日	18：00	19：00	0	3	1	
4月21日	10：15	11：15	0	2	5	

・**未能完成行動者，在備註欄內寫下原因。**

無法完成暴露法的行動，也無須感到氣餒。因為一旦你開始執行你所設定的行動，就表示你的腦部也開始接受刺激，而毒物興奮效應也正在運作了。

實踐暴露法的最大要點在於，**必須持續挑戰讓你感到輕微壓力的正向行為。**只要做到了這一點，就能得到效果。

按照上述內容反覆實踐，最後只要達成程度百分之百的行動，這項冒險任務就大功告成了。接下來，請重新回到步驟1的「製作冒險指數表」，尋找全新的「人生冒險」。

暴露法的額外選項

想要擁有如同超級長青族一般的不老身心，使用「暴露法」是最佳首選，但除此之外，也有一些其他的有效技巧可使用。以下筆者將介紹其中幾項，提供各位讀者作為額外的選擇。

方法

20

面對自己的壓力經驗

每個人的人生中，一定都有過承受重大壓力的體驗。「失去工作」「和朋友吵架絕交」等等，多數人應該都有因痛苦事件而感到心靈受創的經驗。

這裡要介紹的**「壓力相關成長量表」**（The Stress-Related Growth Scale），就是一種去正視這類體驗，將其當作成長養分的方法。這是由美國康乃狄克大學（University of Connecticut）的團隊開發出的一種心理測驗，目的是盡量以積極正面的態度，重新認知你過去經歷過的負面體驗[66]。如果這幾年你心中一直有某件痛苦經驗難以忘卻，那就請你嘗試看看「壓力相關成長量表」。

步驟1：寫下壓力事件的體驗

首先，思考「過去一年內自己最感到壓力的是什麼事」，並簡單描述內容。請選擇讓你不禁捏把冷汗的經驗，例如「在工作上捅了大婁子」「被女友拋棄」等等。不過，請不要選擇像是「受到虐待」「成為犯罪事件的受害者」等會造成心靈創傷的事件，這會造成大腦的過度負荷。請挑選日常會發生的負面體驗。

步驟2：用壓力相關成長量表進行評分

一邊思考步驟1中挑選出的事件，一邊閱讀下一頁的五十個問題，以「零分至兩分」作答。

評分結束後，將各項分數加總起來。關於「要到幾分才夠」其實沒有一個一定的標準，不過，在康乃狄克大學的研究中，受試者的平均分數大約落在五十點六八分。只要大於這個數值，應該就能判斷「自己確實有因為壓力而得到成長」。

步驟3：重新檢視壓力相關成長量表

最後重新檢視量表中的分數，逐一思考那些打了零分的項目，有沒有什麼辦法能改善。

壓力相關成長量表

0分＝完全沒有 1分＝多少有 2分＝有相當多次

1	和幫助自己的人建立起了新的關係。
2	得到關於這個世界的新知識。
3	發現自己比自己過去以為的更強大。
4	變得能夠接納他人。
5	發現自己具有許多能貢獻他人之處。
6	學到尊重他人的心情及信念。
7	學到溫柔待人。
8	重新思考自己想要過什麼樣的人生。
9	發現自己有更多事想在人生中完成。
10	為自己的人生找到更多的意義與滿足感。
11	學到以更正面的角度看待事物。
12	學到更有效地表達自身心情的方式。
13	學到一切事物背後皆有其原因。
14	對人生感到更加敬畏。
15	不會為了過去會煩惱的困境而煩惱。
16	學到更加為自己做的事負責任。
17	了解到明天的不可預測性，並為今天而活。
18	對於絕大部分的事物，都不再覺得理所當然。
19	更加相信自己的人生。
20	變得能夠更自由地做出決定。
21	發現自己的人生中也有某些有價值的事物可以教導他人。
22	更加理解人生中的偶然，正在對各種各樣的事物產生影響。
23	變得能夠理解活在艱困人生中的人有多麼強大。
24	變得即使發生不好的事，也較不易陷入恐慌。
25	學到對自己的行動會造成的結果，更加深思熟慮。

（接次頁）

26	學到對於事物不用太生氣。
27	學會成為更樂觀的人。
28	學會對人生更冷靜以待。
29	更能做真實的自己，學會不必把人生活成別人期待的樣子。
30	變得能接受自己的人生並非完美。
31	學會更認真地過活。
32	學會面對並處理人生的問題，而不是輕言放棄。
33	學到從人生中發現更多的意義。
34	將人生的目標轉往好的方向。
35	更願意幫助遭受困難的人。
36	變得更加充滿自信。
37	不再把自己的健康視為理所當然。
38	學到在別人說話時，更專注聆聽。
39	學會接受新資訊與新思維。
40	深刻理解到父母多年前所說的話，或別人所給的建議是什麼意思。
41	學會更真誠地與他人進行對話。
42	變得能夠好好處理不確定的事物。
43	發現自己想要對世界產生某種影響。
44	學到自己可以向他人求助。
45	發現讓自己變得負面的事幾乎都是芝麻小事，根本不值得為了那些事心煩意亂。
46	學會堅定地說出自己的權利及意願。
47	讓自己與別人的關係，變得比過去更有意義。
48	變得更能夠將自己的父母看作是普通的人。
49	發現關心及在乎自己的人，比自己想像中更多。
50	對於自己生為一個更大的群體的一部分，產生更深刻的集體意識與歸屬感。

比方說，當你發現自己有過「被公司開除」的經驗，但卻沒有因此而加深你與他人的情誼，那就可以想到也許你該「試著去向離職時聽你傾訴煩惱的朋友道謝」或「將此刻心境說給可以信任的人聽」。

如果你發現自己無法「對人生冷靜以待」，那麼你就能想到「分析自己失去工作的明確原因，並在下個工作中改善」等解決之道。只要從你直覺感到「這項我應該能改善」的項目開始著手，因此請順從自己的主觀想法，無須硬鑽牛角尖。

方法 21 利用神經有氧操刺激腦部

「神經有氧操」（Neurobics）是享譽全球的神經生物學家勞倫斯・C・凱茲（Lawrence C. Katz）所提倡的腦部刺激法[67]。原文的「Neurobics」是將「Neurons」（神經元）和「Aerobics」（舞蹈形式的有氧運動）合併而成的新詞，**使用這個方法能給予腦部輕度負荷，進而啟動毒物興奮效應。**

重點是它沒有什麼困難的步驟，**只要將「輕微的不快感」帶入日常生活中即可**。對前述的「暴露法」感到有些麻煩的讀者，不妨從「神經有氧操」開始著手，當作暖身操來實踐。以下介紹幾個具體做法。

方法22 使用非慣用手做事

第一種神經有氧操是**「使用非慣用的手做事」**。右撇子的人就試著用左手刷牙、吃飯、使用滑鼠等等。使用非慣用手能強化腦部的事實，已在許多研究資料中得到證實，在澳洲新南威爾斯大學（University of New South Wales）等機構的研究中，研究者指示右撇子的受試者進行「用左手拿杯子喝紅茶」「用左手開門」等行為，**兩週後受試者的自我管理能力便得到了改善**[68]。雖然一開始可能有點困難，但各位不妨當作一種腦力鍛鍊來嘗試。

方法 23

閉著眼睛做家務

這項練習是以閉上雙眼的狀態，進行如淋浴、洗頭髮、晒衣服等日常家務。

我們在執行平日的任務時，大部分的必要情報，都是來自視覺，其他來自聽覺、嗅覺、觸覺等資訊，都會立刻被捨去。

但閉著眼睛做家務，**能促使我們的感官全力運作，使大腦開始使用新的神經迴路。**

方法 24

停用3C產品

這項練習是讓自己刻意減少智慧手機、電腦等3C產品的使用頻率。

在一項以倫敦計程車司機為對象的測驗中，發現掌管他們記憶力的大腦區域較容易被活化[69]。研究者認為，這是因為要在倫敦考取計程車的駕照，必須記住高達兩萬種地標，大腦也因此得到了適度的刺激。

因此，請盡量看地圖，而不使用GPS；默背電話號碼和購物清單，而不使用通訊錄、筆記本等APP；停用社群軟體，當面和朋友、家人對話，讓人類與生俱來的能力得以發揮。

方法 25 挑戰倒轉

將看習慣的事物倒過來看，也可以讓大腦接受到不同於平常的刺激。

比方說，將手錶倒過來戴在手上；將月曆倒過來掛；將辦公桌重新布置，把筆記本、資料檔案左右改變方位等等，請把你能想到的東西全都反過來。**不同於以往的配置，能讓大腦感受到輕度的負荷。**

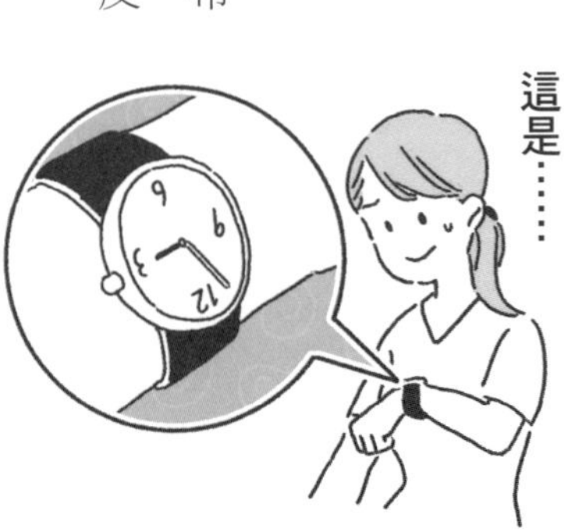

方法 26

進行朗讀、跟讀

一項使用了磁振造影檢查（MRI）的研究發現，進行朗讀或跟讀，能活化三處光靠視覺閱讀書籍時不會用到的大腦區域。因為我們絕大部分的資訊都是仰賴視覺輸入，其他感官往往只是左進右出。

閱讀書籍時，請試著一邊閱讀一邊朗誦出來，或利用有聲書邊聽邊跟著念出來。**這樣不僅能用到平時用不到的大腦區域，還能對內容留下更深的記憶。**

方法 27

開拓新的通勤路線

一般而言，多數人都是下意識地選擇習慣的路線通勤，而我們的大腦幾乎沒有得到什麼刺激。但若**選擇不一樣的通勤方式或路線**，例如搭乘與往常路線不同的捷運或公車，或者搭公車通勤的人改成以步行或騎自行車通勤，**光是如此也能讓大腦皮質與海馬迴得到刺激。**

方法 28 十項遊戲

「十項遊戲」是心理實驗中，也會**用來增進創造力的一種著名的技巧。**

❶ 隨意選擇一個物品。例如，筆、眼鏡、迴紋針、剪刀、夾鏈袋等等，什麼都可以。

❷ 選好後開始思考：「這個物品能有什麼新用途？」至少要舉出十項。假設你選擇了夾鏈袋，那就可以舉出「代替鉛筆盒使用」「當作洗衣服時用來浸泡衣物的袋子」等等，請盡量發揮創造力，想出嶄新的使用方式。

這個技巧只須在腦中進行，卻能達到為大腦施加負荷的效果，十分方便。可以趁有空閒的時間嘗試看看。

PART 3

實踐篇

▼ 正確地自我療癒

懶人不知道什麼是享受休息。

——約翰・盧伯克（John Lubbock）

（英國的銀行家、政治家、生物學家、考古學家）

掌握如何對自己施加適度的痛苦後，接下來就要來看如何「復原」了。這個階段是，修養受損的身體與心靈，讓全身變得比之前更年輕。

這個部分分成四個項目，讓我們逐一思考各個項目要如何「正確地自我療癒」。

技法1 ▸ 高品質飲食

不是講究熱量的多寡，而是講究品質的飲食方法。

技法2 ▸ 多重休息

讓整個人從肢體到大腦認知，在各個面向上都得到休養生息的休息法。

技法3 ▸ 全球共通標準保養

世界一流機構公認的簡易美膚法。

技法4 ▸ 脫洗腦

翻轉負面印象，建立正確的「刻板印象」。

這些技法也都是從過去數量龐大的營養學及心理學研究中，精選出具有高可信度的內容，加以歸納而成。架構與PART2相同，是從低到高慢慢提升難易度，請各位當成玩闖關遊戲，以享受闖關的感覺，逐步提升自己的抗老化程度。

CHAPTER 5

營養素

——了解逆齡飲食和老化飲食

技法 1 高品質飲食

改善心智。好眠。免疫力。防止肥胖

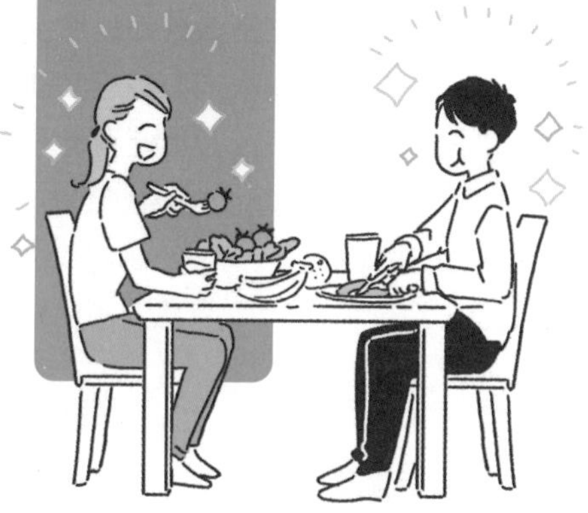

正確的飲食是逆齡的最重要關鍵。若不每天補充適當的營養，身體機能便無法正常運轉，最後會造成肌肉與皮膚逐漸衰老，相關內容後面將會詳細闡述。

雖說如此，在這個時代要選擇出「正確的飲食法」可不是件容易的事。減醣飲食、純素主義（Vegan，不吃肉類、魚類、蛋、乳製品等動物性食物）、大自然長壽飲食法（Macrobiotic Diet，以糙米、全麥為主食，其他主要攝取豆類、蔬菜、海藻、鹽的飲食方式）、生機飲食（Raw Food Diet，指以未加工、未烹煮的食材做成的料理，或盡量對所有食物都採取生吃的飲食方式）等等，放眼望去坊間充斥著各式各樣的飲食法，而且每一種都有其科學根據，並主張「自己才是最佳的健康飲食」。

但**從逆齡的觀點來看，其實沒有必要糾結於哪種飲食法才是正確的。**學者專家之間，即使各自支持減醣飲食、素食、全肉飲食（Carnivore Diet）等內容迥異的飲食法，但他們卻幾乎一致贊成其中存在著一項「唯一重點」。一言以蔽之的話，就是下面這句話：

・必須將熱量的品質提高

不是著重熱量的多寡，而是講究熱量的品質，這就稱為「高品質飲食」。關於「品質」的定義，容後再談，而經過這十幾年的研究，哈佛大學、耶魯大學等一流機構，都開始認為三餐飲食的最大重點在於品質[1]。

耶魯大學預防研究中心（Yale University Prevention Research Center）曾發表過一篇文

獻探討，標題為〈我們能斷定哪種飲食法最健康嗎？〉（Can We Say What Diet Is Best for Health?）[2]。讓我們來看看這篇論文。研究團隊從抗老化與飲食的相關前人研究中，挑選出一百六十七篇高品質的研究報告，藉此來確認減醣飲食、低油飲食（Low-Fat Diet）、素食、均衡飲食、無麩質飲食（Gluten-Free Diet，禁止攝取含麩質食品，即禁止以小麥為原料的食品的飲食方式）等主流健康飲食的效果。詳細調查所有資料後，他們做出以下結論：「每種飲食方式都強調出各自的明確不同之處，但從科學性的證據來看，每種方式的基本原理都互相重疊。真正重要的是『熱量的品質』。我們可以說，**高品質的飲食才是唯一的最佳飲食法。」**

一下指控醣類及飽和脂肪是肥胖的元凶，一下把麩質當作會造成身體不適的罪魁禍首，健康飲食界裡，往往偏好將單一成分視為指責的對象。反之亦然，一下說只要減少醣類攝取就能治好所有毛病，一下把椰子油當成萬靈丹看待，這種對特定手法的過度吹捧，也是司空見慣的情景。

然而，仔細觀察數據就能明顯看出，這類說法都有其謬誤。世上既不存在絕對有益健康的食品或營養成分，也不會有完全錯誤的飲食方式。

比方說，哈佛大學曾對超過十二萬人，進行過一項長達二十年的研究調查。該調查指出，體重的變化與「熱量品質」的相關性最高，至於**「減少食量，增加運動」之類的減重教條，則因內容過於簡約而不具意義**[3]。另外，哈佛大學也曾對八百一十一人名對象，進行過兩年的追蹤實驗，最後得到的結論是，在減醣、低油等方面下功夫，對於減重或改善體質的影響甚小，最終能讓結果產生不同的，其實是「熱量的品質」[4]。

雖然在細節的部分上還存在著爭議點，但是目前在大方向上，幾乎沒有專家反對「熱量品質」的說法。坊間可見的各種飲食方式，其實都是因為掌握「熱量品質」這個關鍵點，才能發揮效果。

逆齡飲食最大關鍵的「熱量品質」是什麼？

那麼具體而言，講究「熱量品質」，指的是什麼樣的飲食方式？綜合前面提到的研究，「熱量品質」高的食物會具有以下四大共通點：

・**飽足度**：能否迅速地帶給人飽足感？

・**營養價值**：總熱量中，維生素、礦物質、必需脂肪酸、必需胺基酸的含量有多豐富？

・**吸收率**：被攝取的熱量會以多快的速度轉換成體脂肪？

・**效能性**：攝取熱量中，有多少會轉換成體脂肪？

一餐的飽足度和營養價值愈高，同時又愈不容易轉換成體脂肪的食物，就是所謂的「高品質」食物。根據這個基準來看，高熱量品質的食物排行榜，就會如左頁所列。

看了這個排行榜，或許有些人會覺得：「這不是理所當然嗎？」所謂**「高熱量品質的飲食」，歸根究柢不過就是減少加工食品，多吃蔬菜，嚴格挑選優質的肉類和魚類**。大家恐怕會覺得，強調垃圾食物的不良影響與蔬菜的好處，已是被說爛的老生常談，沒有必要又拿出來大肆鼓吹一番吧？

然而，「上帝」就在細節裡。該如何挑選優質的油？要如何烹調才不會降低食物的品質？肉類、魚類中的有害物質該如何避免？**真正的高熱量品質飲食，其實是建立在這些**

高熱量品質食物的排行榜

1位	**低醣類蔬菜（低澱粉蔬菜）**：菠菜、青花菜、高麗菜等綠色蔬菜，是熱量品質最好的一類食物。它們不但含有容易讓人得到飽足感的膳食纖維，每大卡所含的營養素也十分豐富，前面所列的4項標準全都符合。 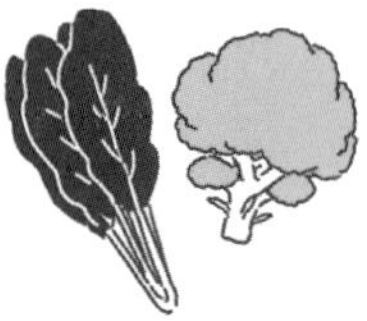
2位	**肉類、魚肉、蛋**：肉類的蛋白質具有提高飽足感的效用，同時又能攝取到必需脂肪酸和維生素。每大卡的飽足度低於綠色蔬菜，以及飼育環境會大大影響品質，是它們略遜一籌的地方。 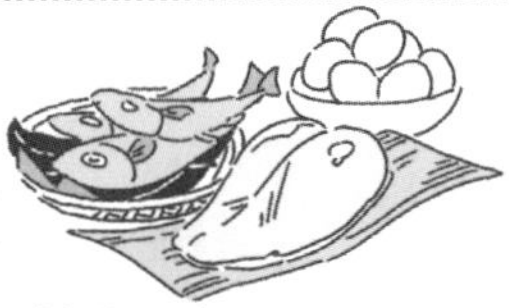
3位	**水果、高醣類蔬菜（高澱粉蔬菜）**：番薯、南瓜等澱粉含量較多的蔬菜，以及水果，雖然富含多酚，又具有足夠的飽足度，但因為醣類較高，所以每大卡的營養價值較低。 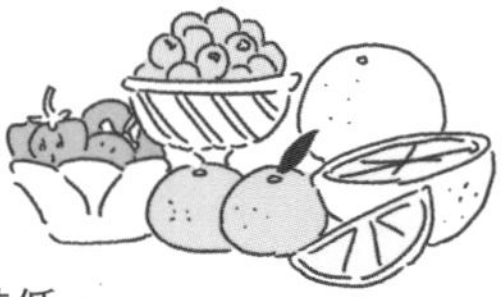
4位	**乳製品**：優點是富含蛋白質、維生素，但因每大卡所含的醣類與脂肪較高，因此營養價值與飽足度上的評價較低。
5位	**油、脂肪**：其缺點為每1g所含的熱量較高，所以飽足度較低，而且容易轉變成體脂肪。但因其含有身體運作不可或缺的必需脂肪酸，因此是絕對必須攝取的食物。
6位	**五穀雜糧**：基本上全都是澱粉，所以每大卡的營養價值偏低。
7位	**加工食品、精製糖**：熱量高又不含營養成分，因此也很難得到飽足感。

細節部分的改善上。乍看之下雖是老生常談的建議，但若不在這些小地方累積心力加以改善的話，整體上就無法產生效果。

高熱量品質的飲食究竟該如何實踐？接下來我將會按照程度高低，依序介紹各項重點。

程度 1 品質稍加提高

你若是從未注重過熱量品質的人，那就請你從「品質稍加提高」開始做起。對平日飲食的細部進行改善，以提高熱量品質的整體水準。

例如，**將白麵包的三明治改成全麥麵包；將含糖的罐裝飲料改成無糖的茶或咖啡；避開培根、香腸等加工肉品，選擇使用了雞胸肉、牛肉等食材接近自然狀態的食物。**像這樣將日常飲食的品質「稍加提高」，也能帶來莫大的好處。

讓我們來看看伊朗卡尚醫科大學（Kashan University of Medical Sciences）的研究報告[5]。該團隊以六十名有肥胖煩惱的女性為對象進行試驗，並將全部受試者分成兩組，

一般飲食（左）和熱量品質改善後的飲食之比較

1杯＝約250ml	一般的西式飲食	熱量品質改善組
麵包和米	麵包9片 米4.5杯	全麥麵包7片 米3.5杯
砂糖和果糖	最高31g	最高16g
蔬菜	4杯	5杯
水果	4杯	6杯
乳製品	2杯	優格或起司等發酵食品3杯
肉類	240g	240g
堅果類	28g	56g
油	42g	以橄欖油為主42g

一組是持續進行「一般的西式飲食」，另一組則是持續實踐「熱量品質稍加改善的飲食」。

具體的飲食內容差異如前頁所示，只有稍微增加蔬菜水果，略微降低砂糖類的攝取，並沒有讓她們的飲食模式產生重大改變（一杯＝約兩百五十毫克）。即使如此，十二週後的變化依然十分耐人尋味。

雖然在BMI和體重上並沒有變化，但「品質稍加提高」的組別，胰島素阻抗改善了百分之三十，一氧化氮量增加了百分之十九，而且暗示體內發炎程度的丙二醛（MDA）也減少了百分之十九（一般飲食組的變化分別為百分之負三、百分之二、百分之負八）。

小小的改善就能讓體內老化程度的指標產生如此改變，雖然只是「稍加提高」，但效果也不容小覷。

方法 29

增加蔬菜，減少精製糖

在實踐「品質稍加提高」時，**第一步請從蔬菜的增量與精製糖的減少開始著手。**在平日的三餐中，加入可放在一個手掌上的分量的蔬菜或水果，米飯改成糙米或減去一整餐的分量（麵包或麵食則是改成全麥）。

喜歡含有砂糖或高果糖糖漿的飲料的人，請改喝無糖的茶或咖啡。想要甜味的時候，也可以喝使用人工甜味劑的減肥飲料。

一聽到人工甜味劑，很多人可能會覺得應該對身體有不好的影響，但在大規模的統合分析中，並沒有發現這類問題[6]。這並不是要大家盡量攝取人工甜味劑，而是**建議大家在做「品質稍加提高」的飲食改善時，要以砂糖及高果糖糖漿的減少為優先。**持續這樣的飲食模式十二週後，你就破解程度1這一關了。

程度 2 將「地中海飲食」帶入平日飲食中

地中海飲食起源於一九六〇年代，是模仿希臘、義大利等地的食材與烹調法的飲食方式，這十幾年來則是因其抗老化效果而廣為人知。

在可信度最高的加拿大麥基爾大學（McGill University）的統合分析中，他們詳細調查了九百九十八份資訊數據後發現，地中海飲食因為是低油及減醣，而在減重上效果卓越，還有助於改善膽固醇數值[7]。在眾多的健康飲食中，**關於地中海飲食的驗證資料，數量已達到最高等級**，雖說其他研究的品質不及麥基爾大學，但其他的研究結果還指出，地中海飲食**能改善心智、提升睡眠品質**[8]、**改善腸內環境與降低疾病風險等等**[9]。現階段而言，地中法飲食在抗老化飲食法中，可說是最值得信賴的方法。

地中海飲食有益身體健康的理由不勝枚舉，不過，**許多研究者都十分重視的一點是「能輕鬆提高熱量品質」**。相較於減醣飲食、低油飲食、素食等飲食法，地中海飲食的禁忌食材較少，因此比其他飲食法容易實踐。

方法30 積極攝取新鮮蔬菜與海鮮

「地中海飲食」的其中一項特色是，積極攝取新鮮的蔬菜與海鮮。最簡易的實踐方式是，使用「『地中海飲食』計分表」。**筆者將臨床研究中使用的評量，調整成適合日本人的內容，各位可依此判斷自己現在的飲食，有多接近地中海飲食**[10]。首先請針對左表的十一項問題作答。

分數低的人請先以總分達到六至七分的飲食模式為目標。將這個分數的飲食模式持續四到八週後，身體應該就會逐漸開始逆齡了。

「地中海飲食」計分表

❶ 每天吃的蔬菜、海藻和蕈菇類，比盛滿兩手的分量還多。	＋1
❷ 每天吃的水果比放在一個手掌上的分量多。	＋1
❸ 幾乎每天吃全麥的麵包、麵條或糙米。（1週5次以上，1餐約為1個手掌的分量。）	＋1
❹ 1週至少吃2～3次的魚類。（1餐的分量約為1個拳頭大小。）	＋1
❺ 經常吃堅果類。（1週至少吃2～3次，1餐約為放在1個手掌上的分量。）	＋1
❻ 在家做菜時，主要是使用橄欖油。	＋1
❼ 牛肉或加工肉的攝取量，最多1週2個拳頭大小，或更少。）	＋1
❽ 1週至少吃1次豆類。	＋1
❾ 每天吃少量的優格（100g左右）或起司（40g左右）。	＋1
❿ 1週吃1次以上的外食或速食。	－1
⓫ 每天吃數次糕點、零食或即食食品。	－1

總分　　　　分

將各項目的分數相加。最後總分的判斷結果如下：

總分 0～3分	你飲食習慣中的「熱量品質」遠低於平均值。請從增加蔬菜、魚類的攝取量開始做起。
總分 4～5分	你飲食習慣中的「熱量品質」落在平均值上。請注意增加膳食纖維和優質蛋白質的攝取量。
總分 6～7分	你飲食習慣中的「熱量品質」略高於平均值。請繼續以提高整體分數為目標。
總分 8～9分	你正在實踐高「熱量品質」的飲食習慣。請注意不要因為過執著於健康的飲食，反造成了自己的壓力累積。

不過，使用「『地中海飲食』計分表」時，請注意以下要點。

❶不要把地中海飲食當成是「完美的飲食法」。

❷不要認定有什麼食物是「絕對對身體有害的食物」。

第一項要點是，不要把地中海飲食當成是完美無缺的飲食方式。因為它得到了許多數據背書雖然是不爭的事實，但在細節上仍存在著不同的意見。

比方說，地中海飲食所建議的全麥麵粉，在二〇一七年的統合分析中，被指出「看不出對降低心臟疾病風險有什麼好處」，而在逆齡效果上被打上了問號[11]。

同樣，地中海飲食中，紅酒的功效受到推崇，但在近年的大規模研究中，「酒精性飲料即使只喝一點點也對身體不好」的看法，逐漸成為主流[12、13]。關於這些部分仍呈現意見分歧的狀態，無論你再怎麼追求「完美的飲食法」，也無法找到正確答案。**請記得，要持之以恆，但別把自己逼得太緊，因為太執著於完美，反而造成壓力積累。**

第二項要點是，不要將特定的食物妖魔化。請容我再重申一次，這世上不存在絕對不好的食物，**即使吃了垃圾食物，也不會立刻讓你的身體開始老化。**對這類食物的過度恐懼，會讓你無法參加工作上的聚會或與朋友間的交際，恐怕反而造成生活品質的下降。

漫漫人生中總有些時候，就是要吃吃炸雞、速食，才更能享受生活。請在整體飲食中空出百分之十，留給地中海飲食以外的食物。

程度 3 搞懂碳水化合物

習慣了地中海飲食後，就讓我們來學習如何從更多細節處提升「熱量品質」。接下來我將**針對三大營養素——碳水化合物、蛋白質和脂質——個別探討提升品質的重點為何。**

首先要談的是碳水化合物。大家都知道，碳水化合物對人類來說是重要的能量來源，如同本章所述，若不盡量選擇品質高的食材，碳水化合物就會成為促進我們老化的原因。該討論的重點多不勝數，正如153頁所述，高品質食物的冠軍是，「低醣類蔬菜」。
因此，選擇碳水化合物的來源時，也是以選擇「低醣類蔬菜」為基本方針。

方法 31

「可以生吃的蔬菜」和「深綠色蔬菜」具有高熱量品質

選擇熱量品質高的蔬菜時，大致可依以下兩個基準來判斷：

❶是否能生吃？

❷顏色夠不夠深綠？

一般來說，以一餐的分量而言，高麗菜、萵苣、羽衣甘藍等可以直接入口的蔬菜，具有高熱量品質；像是馬鈴薯、玉米、牛蒡、番薯、南瓜、五穀雜糧、豆類等難以生食的蔬菜，則是維生素和礦物質較少。當然也有例外，但基本上記住「可生吃的蔬菜熱量品質高」，實踐起來就方便。

同樣，**菠菜、青花菜、埃及國王菜、羽衣甘藍、明日葉等深綠色的蔬菜，多半也具有較高的熱量品質。**依照這項基準挑選的話，若是拿菠菜和萵苣做比較，則可判斷前者是較優質的食材。選蔬菜時，請將這兩項基準搭配起來作為參考。

方法 32 水果要吃莓果類和柑橘類

水果也是優質碳水化合物的攝取來源之一。選擇高熱量品質的水果時，大致上也有兩個基準可供參考：

❶ 每大卡熱量的含醣量較少。

❷ 愈接近自然狀態愈好。

愈符合以上兩個條件，則品質愈高。從這個觀點來看，**莓果類（藍莓、草莓等）及柑橘類（橘子、葡萄柚等），可說是高熱量品質水果的兩個代表。**兩種都富含維生素與植物化學成分，因此請積極攝取。

方法 33

蔬菜和水果的參考食用量

攝取高熱量品質的蔬菜和水果時，請以下列攝取量為目標：

- **澱粉含量低的蔬菜：目標為一天十份。**
- **水果或澱粉含量高的蔬菜：目標為一天一至三份。**

「一份」的分量請參照下一頁的標準。十份聽起來或許會讓人覺得太多，但事實上，要從蔬菜得到最高健康效益，就得要吃這麼大量的蔬菜。

二〇一七年，哈佛大學與倫敦大學的統合分析中，蒐集了來自歐美和亞洲約兩百萬人份的數據，經過整理歸納後，他們做出以下結論：「蔬菜的攝取量一天每增加兩百公克，總死亡率就會減少百分之十，該效果會發揮至一天攝取量到達十份（約八百公克）為止。」[14]

換言之，**蔬菜的效果會在一天十份時得到最大化。**在還不習慣時，請從一天最少五份開始，以一天十份目標，慢慢增加攝取量。當然，若還能多吃的話，把低澱粉蔬菜的攝取量再加以提高，也不會產生問題。

方法34 不用煩惱「蔬菜該煮熟還是生吃」

經常可以聽到有人在煩惱「蔬菜是不是生吃比較健康」的問題。有人主張「蔬菜經過烹調後，維生素和多酚的量會變少」，也有不同意見指出「加熱後養分的吸收率會上升」，因此應該不少人對此感到不知所措吧？

「1份」蔬菜和水果的分量

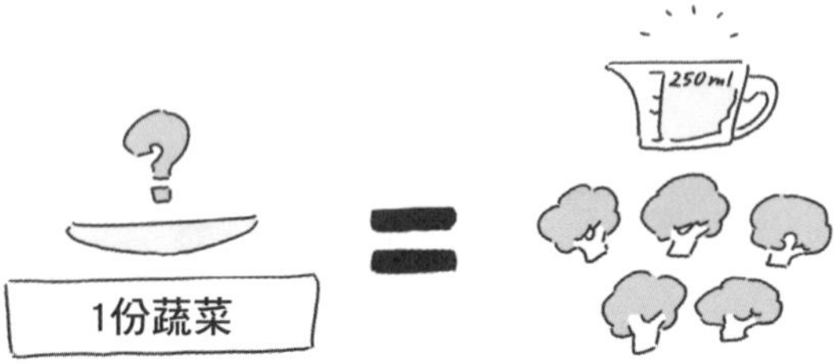

1份蔬菜大約是可以裝進250ml量杯的分量。
大約5小朵青花菜或5根芹菜，等於1份。

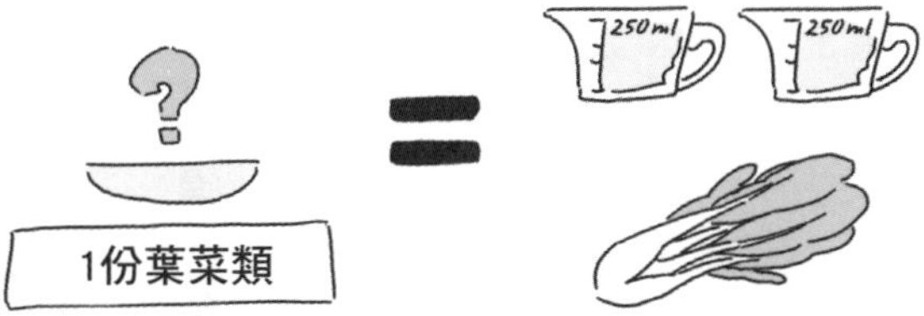

像是菠菜、小松菜等葉菜類，因為體積較大，生吃的話，250ml的量杯2～3杯等於1份。燙過的葉菜類體積會縮小，此時請將半杯量杯視為1份。

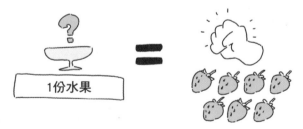

1份水果是「1個拳頭大小」。1顆柳橙， 7顆草莓，半顆葡萄柚，100g藍莓，分別等於1份。

先說結論，為這個問題而煩惱，可說是不具意義。因為食材在烹調下的反應太過複雜，不可能有任何一種食用方式，能讓所有的養分都得到發揮。下面讓我來舉幾個例子：

- **番茄中富含的維生素C，一旦遇水或遇熱就會立刻流失，但所含的抗氧化物質茄紅素，卻會因加熱而增加**[15]。
- **青花菜中的抗氧化成分蘿蔔硫素，會因為遇熱而壞損，但反而會因為加熱而生成吲哚（Indole）之類的抗癌物質**[16]。
- **生蔬菜的膳食纖維較容易讓腸道菌增加。反之，加熱後的膳食纖維具有調整好菌與壞菌比例的作用**[17]。

類似的事例不勝枚舉，魚與熊掌不可兼得。「該煮熟還是該生吃」，再怎麼煩惱這個問題，也不會找到一個最好的答案，**目前最理想的方式就是，輪流使用這兩種吃法。**如果早餐和午餐是吃生的蔬菜，晚餐就蒸蔬菜來吃，參考這個方式來攝食即可。

方法 35

不須執著於有機蔬菜

除了烹調方式外，另一個同樣令人困擾的問題是：「該不該選有機的蔬菜？」一聽到不使用農藥栽培的蔬菜，就會給人很健康的感覺，但事情並沒有那麼簡單。因為從高精密度的數據來看，只能說「我們無法斷定有機是否真的有益健康」。

史丹佛大學在一篇統合分析中，針對兩百四十份資料進行徹底調查後發現，有機栽培和一般方式栽培的蔬菜之間並無明顯差異，營養價值與農藥的殘留程度也只有些微差距[18]。關於有機蔬菜，這是參考數據規模最大的一項研究，內容的可信度相當高。

但在另一方面，也有不少例子揭示出與史丹佛大學不同的見解。例如，英國新堡大學（Newcastle University）等機構，對三百四十三份資料做了統合分析，他們做出的結論是，有機蔬菜的抗氧化物質較多，鎘等重金屬含量較少[19]。

不過這也不難理解，植物的生長受到土壤與氣候的影響極大，再怎麼有機栽培，若是在含有大量重金屬的土地上栽培，那麼其品質就很有可能比不上一般方式種植的蔬菜。結論會出現分歧也是理所當然。

根據以上的資訊來看，**筆者的判斷是「按照自己的經濟能力選擇即可」**。綜合來看，有機蔬菜的優越性並沒有那麼高，因此沒有必要為選擇有機蔬菜而勒緊褲腰帶。如果從預算來看會造成家計上的窘迫，那麼選擇一般的蔬菜也無妨。

方法 36 超加工食品控制在總熱量的百分之十以下

近來，「超加工食品」成了營養學界的一項熱門議題。「超加工食品」是指，原材料被過度加工到不成原形的食品。成分標示中擠滿密密麻麻的冷門字或英文的**速食調理包、零食及能量飲料，都是具代表性的超加工食品**。雖然應該沒什麼人會認為這些食品是健康的，但近年來其不良影響愈來愈受到強調。

比方說，法國曾有一項對大約四萬五千人，追蹤觀察了七年的研究。該研究指出，超加工食品的攝取熱量每增加百分之十，提早死亡的風險就會上升百分之十四，當攝取熱量超過百分之三十時，罹癌的機率就會提高百分之二十一[20]。從具體的食物來看，「增加百分之十」等於半罐含有高果糖糖漿或砂糖的三百五十毫升的易開罐飲料、一個小的甜甜圈，或十八顆糖果。看來，即使是對零食不特別偏愛的人，也很容易超量。

當然，**這個數值是指每天持續食用超加工食品，因此若只是偶而吃吃甜食、喝喝含糖飲料，是沒有關係的。**但「超加工食品」有害健康是板上釘釘的事實，所以建議大家遵守「甜的糕點、零食的總攝取熱量，要控制在百分之十以下」的基準[21]。

程度 4 正確食用肉類和魚類

談完碳水化合物，接下來就是蛋白質了。**蛋白質是修復細胞和DNA所需的營養素，想當然耳，在抗老化上也是缺之不可的養分。**因此要盡量選擇高熱量品質的食材。那麼這裡也來看看有哪些食物具有優質的蛋白質。

方法 37

選擇熱量品質高的蛋白質來源

首先，讓我們從食材的選擇方式開始談起。一個熱量品質高的蛋白質來源食物，會有以下特徵：

❶每大卡熱量中的蛋白質、以及維生素、礦物質的含量較高。
❷會引發「Protox」的含量較少。

第一項重點很容易理解，如果有兩種食物，每一百大卡各含二十公克和十公克的蛋白質，那麼我們當然可以判斷前者比較優質。

第二項的「Protox」，恐怕有很多人不是那麼耳熟。這個術語是指「蛋白質的氧化」，這是在關節炎、阿茲海默症等疾病發病時，主要發生的現象[22]。正如同鐵生鏽，

蛋白質也會因氧化而逐漸壞損，進而對人體帶來不良影響。

Protox的成因五花八門，例如，在惡劣環境中大量飼養的肉雞，會因為壓力過大，使得體內容易發生氧化，再加上，加工過程中被施以高熱，於是就連保存在與氧氣和光線隔絕的地方時，蛋白質也會發生劣化。雖然要徹底杜絕這個問題是不可能的任務，但為了不讓自己吃下的蛋白質，變成促使身體老化的罪魁禍首，還是要將這一點謹記在心。

綜合以上觀點，熱量品質高的蛋白質來源食物，按其順序列於左頁表格中。

推薦各位將此處所列的第一到三名蛋白質來源食物，當作主要食材。這並不是說牛肉、豬肉有什麼不好，但仍建議降低攝取頻率，偶爾食用就好。

方法 38

了解蛋白質的最佳攝取量

選好高熱量品質的蛋白質來源食物後，接下來要思考的就是：「一天該吃多少肉類或魚類？」

熱量品質高的蛋白質來源食物排行榜

第1名	**蛋白**：蛋白質含量高達90%，且不含脂質、鐵，因為平時有蛋殼的保護，所以不易發生氧化，是十分優質的食物。 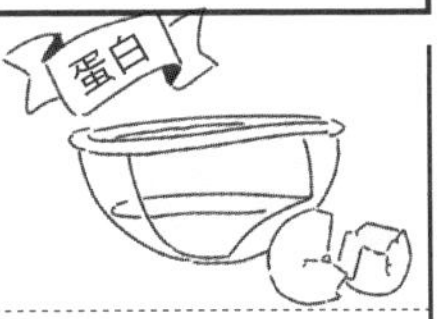
第2名	**雞胸肉（無皮）**：蛋白質含量達80%。和牛、豬等肉類相比，血紅素鐵與脂質的含量較少，因此較不易氧化。但缺點是，部分雞肉在飼育的階段，被施用了大量的抗生素，具有過敏體質的人，請留心選擇無抗生素的商品。 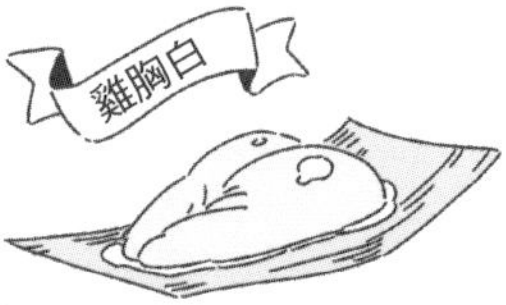
第3名	**海鮮類**：蛋白質含量為50～96%，高低參差不齊，海鮮所含的ω－3脂肪酸（Omega-3 Fatty Acid），十分容易因氧化而受損。選擇海鮮作為蛋白質來源時，盡量選擇脂質較少的魚類，如剝皮魚、鱈魚、旗魚、沙鮻、水煮的鮪魚罐頭等。事實上，ω－3脂肪酸本身是一種能抑制體內發炎的優良成分，關於這一點後面也會再詳述，因此即使是鯖魚、鰹魚等脂質豐富的魚類，只要夠新鮮，就請積極食用。 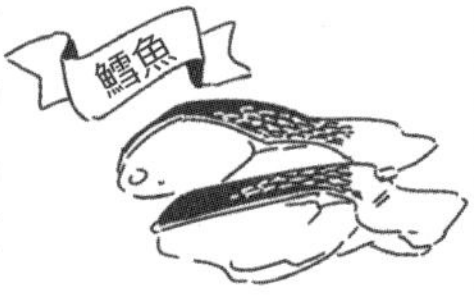
第4名	**茅屋起司（Cottage Cheese）**：蛋白質含量為60～80%。脂質和鐵的含量較少，因此不太容易發生氧化現象，但製造過程中，若曾經過高溫殺菌，那麼在超市上架的時間點，就有可能已經發生一定程度的氧化了。請盡量選擇低溫加工的商品。
第5名	**牛肉、豬肉和羊肉**：蛋白質含量50～75%，除了含鐵以外，還富含「肌球蛋白」（Myoglobin），而「肌球蛋白」是會促進氧化的物質。當這些肉類上，油花、肥肉愈多，就愈容易氧化，因此請記得要攝取低脂肪的肉類。

先說結論，**只要記住「每餐吃一點五到兩個拳頭大的優質蛋白質來源食物」即可。**

讓我們來看看關於這個說法的根據。首先，以全球各國的政府機關所公布的參考指南來說，許多國家的建議基準是「每日攝取公斤體重×零點八公克的蛋白質，就能滿足維持健康所需的最低標準」，日本的厚生勞動省（譯註：相當於台灣衛生署加上勞委會）也公布了類似的指南。一個人體重若是六十公斤，就是一天吃大約兩百公克的雞胸肉。

不過，不知各位是否知道，根據這幾年的調查顯示，過去的蛋白質建議量可能有所誤導？提出異議的是加拿大的多倫多大學，該團隊使用了一項最新的測量法「指標胺基酸氧化法」（Indicator Amino Acid Oxidation Technique），重新計算出人體真正的蛋白質需求量[23]。因為過去所使用「氮平衡」測量法，被質疑容易低估蛋白質的需求量。

結果正如預期，全球各國建議的參考指南，比實際的蛋白質需求量少了百分之三十至五十。從新的測量值來看，每公斤體重的蛋白質需求量為一點五至二點二公克。

當然，只看一個例子並非明智之舉，而近年也有許多類似的數據，二〇一八年有一篇詳細調查了四十九篇前人研究的統合分析，其結論為：**經常活動身體的人，每日每公斤**

體重攝取一點六二公克的蛋白質為最佳[24]。換算下來，一個體重六十公斤的人，一天需要九十七公克的蛋白質。

綜合考慮所有相關資訊，現階段不妨以「每公斤體重攝取一點五至二點二公克的蛋白質」為目標。如果覺得計算太麻煩，可以根據本節開頭所述，記住「每餐吃一點五到兩個拳頭大的優質蛋白質來源食物」即可。雖然是粗略的估算方式，但也十分堪用。

方法39 蛋白質來源食物要和香藥草、辛香料一起食用

172頁曾提到過，**香藥草和辛香料也是預防Protox的方法之一。**

防止Protox（蛋白質的氧化現象）的香藥草和辛香料

薔薇果	洋蔥粉	大蒜
丁香	肉桂	奧勒岡
迷迭香	薑	黑胡椒
羅勒	各種薄荷	薑黃

曾經有一項實驗是將各式各樣的辛香料灑在漢堡的肉排上，並觀察其變化。結果發現，經過大約八天，沒有灑辛香料的肉就開始急遽發生氧化，而灑了辛香料的肉，則是到了第十二天仍維持著幾乎相同的狀態[25]。似乎保存時間愈長，辛香料就能發揮愈大的好處。

此處將研究中所使用的香藥草和辛香料整理如下，要吃肉類或魚類的時候，不妨選擇自己喜歡的來使用[26]。

方法 40

將蛋白質來源食物醃漬處理

除了使用香藥草和辛香料，醃漬是另一種「防止Protox」的好方法。醃漬一般是用來增添食材的風味，或讓食材口感柔軟，但其實醃漬還具有絕佳的抗老化效果。只要用醃料醃漬牛肉一個小時左右，就**能讓最終糖化蛋白（AGEs）的量減少百分之五十之多**[27]。

AGEs是指，糖及胺基酸氧化後所產生的物質，因為AGEs很容易引發體內的發炎反應，所以AGEs的累積會引發種種問題，像是提高罹患糖尿病的風險，以及使骨骼和血管變得脆弱等。醃料之所以有減少AGEs的效果，是因為它能適度分解蛋白質，將糖轉變成不易氧化的狀態。只要是酸性的液體，都能當作醃料，例如醋、檸檬汁、白酒醋、番茄汁等等。

除此之外，醃料還具有另一項效果，那就是減少「多環胺類」（HCA），這是一種肉類在高溫烹調後會產生的致癌物質。曾有一項實驗發現，**在浸泡過酸性液體的肉中，HCA減少了九成以上。醃漬的這個好處也十分值得矚目**[28]。

方法 41 肉類一定要和蔬菜搭配食用

研究者發現，部分蔬菜水果所含的色素，能減少Protox和致癌物質。食用加熱過的肉類時，請盡量配上大量蔬菜或水果。下表是蔬菜和水果中效果尤佳者[29]。

減少Protox與致癌物質的高效蔬菜與水果

青花菜、高麗菜等各種十字花科蔬菜	
菠菜	芹菜
藍莓	葡萄
蘋果	奇異果
西瓜	櫻桃

高熱量品質的蔬菜和水果，還具有防止蛋白質來源食物遭破壞的功效。不妨記住這項重點來作為提醒。

方法 42

肉類和魚類避免高溫烹調

食用高熱量品質的魚類和肉類，最重要的注意事項其實是「高溫烹調」的問題。**因為蛋白質加熱到六十度以上，就會開始氧化，超過兩百度後HCA、多環芳香烴碳氫化合物（PAHs）等致癌物質就會激增**[30]。

很遺憾地，燒烤、油炸等烹調方式，從抗老化的觀點來看十分不佳，最好減少到一個月二至三次。

此外，烹調肉類時，請注意以下重點：

・**盡量挑選脂肪較少的肉類：**肉類的脂肪，具有容易產生致癌物質PAHs的特性。請選擇脂肪少的肉類，或在烹調前將肥肉盡量剃除。

・**在煎之前先切小塊：**加熱的時間愈長，蛋白質就氧化得愈厲害。不妨先將肉切成小塊，以縮短烹調時間。

・**用舒肥法烹調：**最佳的肉類烹調方式，就是真空低溫烹調的「舒肥法」。舒肥法是將肉真空密封後，長時間慢慢加熱，因此不易發生氧化，即使是雞肉也能煮得十分軟嫩。上網就能找到價格兩萬日圓以內的「BONIQ」專用舒肥機。若嫌舒肥過於麻煩，**最大使用一百至一百五十度的火力，盡量煎到三分熟或五分熟就好。**煎至全熟的話，HCA和PAHs的量會提高至三點五倍，因此請多加注意。肉類燒焦時，請用刀子將碳化的部分切除。

方法

43

盡量減少加工肉類的攝取

和高溫烹調一樣需要小心的另一個問題，就是加工肉。加工肉是指，火腿、香腸、培根、莎樂美腸等經過加工處理的肉製品，此外，組合肉、注射牛脂的肉品也包含在內。

許多數據都指出了加工肉的不良影響，國際癌症研究機構根據八百篇以上的論文，指出「每天吃五十公克的加工肉，長期下來罹患結腸癌、直腸癌的風險會增加百分之十八」[31]。在一項對兩萬九千六百八十二人追蹤觀察十四年的研究中，也計算出「每週吃兩餐份的加工肉的人，發炎、罹患心臟疾病的風險會增加百分之七」[32]。「兩餐份的加工肉」大約是指四片切薄片的火腿，或兩根香腸，看來容許量非常低。

不過，根據厚生勞動省的調查，日本人的加工肉攝取量約為一天十三公克，因此**只要不是特別喜歡火腿或香腸的人，應該只要維持現狀即可**。不過，請將「加工肉對健康的風險很高」的概念放在心上。

方法 44

要選擇重金屬含量少的乳清蛋白粉

食量小的人，光靠肉類、魚類可能仍無法滿足蛋白質的需求量。這時，使用市售的「乳清蛋白粉」也是一個辦法。看到蛋白粉，可能很多人聯想到的是，需要增加肌肉量的人所使用的，但最近乳清蛋白粉的其他好處，也開始受到矚目。

・**減少食慾：蛋白質擁有很好的抑制食慾效果，因此乳清蛋白粉很可能也具有相同效果。**甚至有實驗報告指出，將受試者的蛋白質攝取量，設定為占總攝取熱量的百分之二十五到三十後，受試者的食慾減少了百分之六十，從結果來看，一天的進食量平均減少了四百五十大卡[33、34]。

・**抑制身體的氧化：**乳清蛋白粉所含的成分，**有助於生成穀胱甘肽（Glutathione），這是一種抗氧化作用很高的物質。**多份研究報告指出，讓實驗組一邊喝乳清蛋白一邊運動後，他們體內的「氧化」顯著減少，身體也表現出高度的抗老化能力[35]。

．**改善中性脂肪、低密度膽固醇（壞膽固醇）**：某一項實驗讓肥胖的女性連續十二週每天飲用二十七公克的乳清蛋白粉，**結果發現受試者體內出現了中性脂肪及壞膽固醇減少的現象**[36]。研究者認為，造成這項結果的原因是，蛋白質改善了她們的體型。

雖然乳清蛋白粉的潛力令人驚豔，但有一項需要留意的地方，那就是部分商品中可能含有重金屬。

重金屬是指鉛、砷、鎘等高密度的金屬，這些成分會透過平日的飲食一點一滴地累積在我們體內。這些高毒性的元素久而久之就會造成過敏、皮膚問題、莫名的身體不適等症狀。

這個問題不只發生在乳清蛋白粉上，蛋白粉也不例外。一項英國羅浮堡大學（Loughborough University）所進行的測試，就在市售的商品中，檢驗出含量不低的鉛、砷、鎘和水銀[37]。這是想要抗老化的人，不能不多加留心的地方。

這實在是一個難解的問題，現階段要買到重金屬含量少的蛋白粉，最好的方法就是選擇「Clean Label Project」「Labdoor」等第三方機構檢查合格的商品。這兩家機構都是獨立進行重金屬的審查，並向大眾公布有哪些商品數值低於基準值。

- **Myprotein Impact Whey Isolate（Impact分離乳清蛋白粉）**
- **Isopure Whey Protein Isolate（Isopure分離乳清蛋白）**
- **Dymatize ISO-100**
- **Biochem 100% Whey Isolate Protein（Biochem純天然分離乳清蛋白）**
- **Jarrow Formulas Grass Fed Whey Protein（Jarrow Formulas草飼乳清蛋白粉）**

這些都是在日本的網路商店，或**iHerb等海外購物網站上購買得到的商品。**但請以優質的肉類和魚類為主要的蛋白質來源，不足一日需求量的部分，才以乳清蛋白粉補足。

程度 5

對油和脂肪要十分講究

介紹過碳水化合物和蛋白質的重點後，剩下的當然就是脂質了。脂質不僅是人體的能量來源，也是用來製造激素、細胞的重要營養素，在抗老化上是不可或缺的養分。接下來，就來看看關於脂質的幾項重點。

方法 45

高熱量品質的脂質有哪些條件

首先，「高熱量品質的脂質」的條件如下：

❶ 每大卡熱量中含豐富的抗氧化物質及多酚。

❷ 幾乎未加工，且不含多餘添加物。

重要的是第二點，在製成商品的過程中，經過各式各樣加工的商品，像是市售的大豆油、玉米胚芽油，會因高溫加熱和化學處理，而容易發生氧化。這類商品很可能從陳列於商店中時，就早已開始氧化了，不建議經常使用。

根據這個基準，建議的食材如下表。

這些食物不僅都富含優質的脂肪，而且抗氧化物質、多酚、膳食纖維等含量也十分豐富。**尤其，海鮮具有使人體逆齡的絕佳效果，一篇以數十萬參加者為對象的統合分析也顯示，每週吃一至二餐份的鮭魚、鯡魚、鯖魚、沙丁魚等魚類，能降低百分之三十六的心臟病死亡率**[38]。請務必納入平日的飲食中。

高「熱量品質」的含脂質食材

高脂肪的海鮮 鯖魚、鮭魚、沙丁魚、鮪魚、鰻魚、鰤仔魚等		
放牧牛	蛋	酪梨
椰子	可可	亞麻仁
奇亞籽	各種堅果	黑巧克力

方法 46

面對海洋汙染，海鮮要盡量分散種類吃

雖然魚類具有十分優質的脂肪，但有人可能會想問：「吃進汙染物質也沒關係嗎？」確實，許多魚類都在海中吸收了水銀、多氯聯苯（PCB）、戴奧辛等有害物質，因此有可能對我們的神經系統、心血管造成傷害。實際上，美國塔夫茨大學（Tufts University）也曾進行過一項研究，探討了國家環境保護局（Environmental Protection Agency）的數據資料，而該研究的結論是，每週吃兩次養殖鮭魚，並持續吃七十年，會讓每十萬人中的癌症死亡人數增加二十四人[39]。

聽到這個數字，可能會讓人對吃魚感到有些膽怯，但還好故事到這裡還沒結束。**這項調查也計算出，定期吃魚能讓心臟病的死亡人數減少七千人。**魚具有讓血管恢復年輕的功效，幾乎已成定論，捨棄這個好處不吃魚，並非明智的決定。畢竟關於健康的問題，一切都是取決於比例是否均衡，所以大家不妨多多食用各種魚類，不固定吃同一種魚，藉此分散風險。

具體而言，旗魚、鮪魚、剝皮魚、鯛魚、青甘魚、石狗公，比其他的魚類含有更多水銀，因此建議以一週一至二餐，一餐八十公克為限。只要在食用過水銀含量多的魚類後，接下來的三至五次改吃其他海鮮即可。

若不想一一計算，則不妨記住以下兩個大原則——**「大魚吃完，吃小魚」「紅肉魚吃完，也吃白肉魚、貝類、蝦、魷魚、章魚」**（譯註：紅肉魚指魚肉均呈現出紅色或暗紅色的魚類，如鮭魚、鮪魚、旗魚、鯖魚、鰹魚、鯷魚、鯡魚、青甘魚、秋刀魚、竹筴魚、沙丁魚；白肉魚則是煮熟後魚肉呈白色的魚，如鱈魚、鱸魚、鯛魚、鰻魚、沙鮻、剝皮魚、吳郭魚、石狗公、比目魚、石斑魚）。請多多食用各類不同的海鮮，以分散風險。

方法 47 食用油選擇橄欖油或椰子油

烹調所使用的油，也是左右抗老化的重要關鍵，**從「熱量品質」的觀點來看，應將**

範圍縮小到橄欖油或椰子油。以下簡單說明這兩者的好處。

・**橄欖油：**每一百公克含有約六十二毫克的多酚，這個數值在眾多食用油中，已達到最高等級。因為膽固醇為零，所以也**無須擔心脂質會受熱氧化，進而使血管老化**[40]。這是薩丁尼亞島的老人主要使用的油品，也是地中海飲食（157頁）所建議的優質食用油。

・**椰子油：**富含維生素E、多酚，其營養成分比橄欖油更不容易因加熱而壞損。因為多元不飽和脂肪酸較少，而不易因受熱而氧化，也是它的一項優點。這是亞馬遜的齊曼內族愛用的重要脂質來源。

這兩者皆是不易氧化，又能攝取到多酚等成分的優質好油。在煎或炒時，請從中選擇自己喜歡的來使用。

反之，對抗老化來說不理想的食用油，則是種籽類的油，例如：大豆油、玉米胚芽油、紅花籽油、菜籽油等。這些油在製造過程中都會經過高熱或有機溶劑的處理，這會造成不飽和脂肪酸氧化，長期使用會提高心臟病的罹患風險[41]。即使如此還是想使用種籽類的油品時，請選擇包裝上有標示「冷壓法」或「低溫壓榨」的商品。

雖說如此，橄欖油和椰子油還是有其弱點，那就是兩者皆屬於「發煙點低」的油。發煙點是指油開始冒煙的溫度，兩者都是超過約兩百度，就會變得無法耐熱。簡言之，就是不耐高溫。

因此，想吃炸物或天婦羅時，請使用豬油、牛脂、印度酥油（Ghee，以印度為主乃至南亞一帶自古使用的一種烹調油，從牛乳精煉而成）等動物性的食用油。這些油發煙點高且不易變質，很適合高溫烹調（但還是避免高溫烹調為上策）。

相反地，**若是要用來做淋醬或沾醬，而完全不必加熱的話，則建議使用亞麻仁油或鱈魚肝油等。**這些油品雖然容易氧化而不適合高溫烹調，但卻含有大量的優質不飽和脂肪酸及維生素。

順帶一提，部分養生法建議直接飲用椰子油、橄欖油，或將其加入茶、咖啡中飲用，但並沒有數據顯示這種做法真的有益健康。不僅如此，因為椰子油是飽和脂肪酸，所以攝取過量還會造成低密度膽固醇（壞膽固醇）的增加[42]。食用油請使用在料理上就好。

方法 48

食用油要選「真正的油」

雖然橄欖油和椰子油是十分優質的食用油，但兩者都存在著一個重大的問題點，那就是「消費者要挑選出優質的商品十分不易」。

其實，關於橄欖油的品質標準，日本與海外的規定不同，被其他國家斷定為「品質低」的商品，來到日本也可能被叫做「特級初榨橄欖油」（Extra Virgin Olive Oil）。根據日本農林規格（譯註：日本政府為農業所制定的行業標準）的標準，只要酸價（譯註：意指中和一克油脂中的游離脂肪酸，所需的氫氧化鉀毫克數，因此數值越低，表示游離脂肪酸愈少，油的品質愈好）在二點零毫克以下，就都能稱作「特級初榨橄欖油」。（譯註：灣關於頂級初榨橄欖油的規範，是沿用歐盟百分之零點八的規範，換算成酸價，則是不得超過約一點六毫克。）

再者，如前所述，橄欖油雖然含有重要的多酚，但多酚含量卻會因為生產地及製法而有天壤之別。很少有製造商會標註油品的多酚含量，消費者再怎麼用力看成分標示，也判斷不出多酚含量。

這一點在椰子油上更加嚴重，事實上日本根本沒有明確的品質標準，所以就算商品上寫著「特級初榨」，也幾乎不可能從外包裝判斷出是否真的是第一道低溫壓榨製成的油。

雖然這是個難解的問題，但這裡跟183頁一樣，也是**推薦各位讀者參考「Clean Label Project」「Consumer Lab」等第三方機構所提供的資訊。**這兩個機構在市售商品的品質調查上，都已建立起聲譽，他們會定期檢查食用油的多酚含量、重金屬汙染程度等等。

以下介紹幾個推薦的品牌。下頁的商品不僅富含辛酸（Caprylic Acid）、癸酸（Capric Acid）等健康成分，也沒有重金屬的問題。同時也都是採用冷壓法或蒸餾法萃取而成，安全性也很高。

建議使用的橄欖油和椰子油

推薦橄欖油

- KIRKLAND Organic Extra Virgin Olive Oil
  科克蘭有機初榨橄欖油（多酚含量：369ppm）
- COLAVITA EXV Olive Oil
  寇拉維塔特級初榨橄欖油（多酚含量：315ppm）
- GARCIA EXTRA VIRGIN OLIVE OIL
  佳西亞特級初榨橄欖油（多酚含量：330ppm）
- DIEVOLE's 100% Italiano Monocultivar Coratina Extra Virgin Olive Oil
  DIEVOLE莊園紅酒 100%義大利可拉提納特級初榨橄欖油
  （多酚含量：434ppm）
- Casas D Hualdo／ARBEQUINA
  卡薩斯花都／亞貝金娜（多酚含量：463.5ppm）
- 4 Ore Frantoio Leccino Olio Extra Vergine Di Oliva
  （多酚含量：437.5ppm）*台灣未引進

一般的特級初榨橄欖油，多酚含量落在100～250ppm，由此可見這些都是非常優質的商品。多酚含量每年會有所增減，因此這不是絕對的數值，但這些都是有一定名望的業者，所以品質上應該不至於有太大的波動。

推薦椰子油

- KIRKLAND Organic Virgin Coconut Oil科克蘭有機初榨椰子油
- Nature's Way, Liquid Coconut Oil　Nature's Way優質液體椰子油
- Nutiva Organic Coconut Oil　Nutiva有機椰子油
- Garden of Life, Dr. Formulated Brain Health 100% *台灣未引進
- Bartean's, Organic Virgin Coconut Oil　Barlean's有機初榨椰子油
- Sports Research, Organic Coconut Fractionated Oil　Sports Research有機椰子分餾油

CHAPTER

6

睡眠

——從今天就開始，
打造不靠藥物也能一夜好眠的體質

技法
2
多重休息

美膚。好眠。防止肥胖

用高品質的飲食療癒身體後，接著就要進入「讓身體得到正確休養的方法」了。技法2的「多重休息」是**透過行為、認知、環境、營養等各個面向，讓你的身體確實得到復原的休息法。**

所有休息中，最重要的就是「睡眠」，因此，第一步就要從改善「睡眠」開始，讓療癒從體內開始發生。

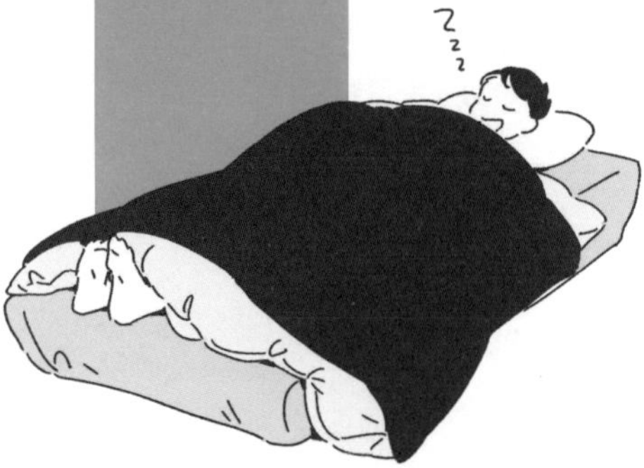

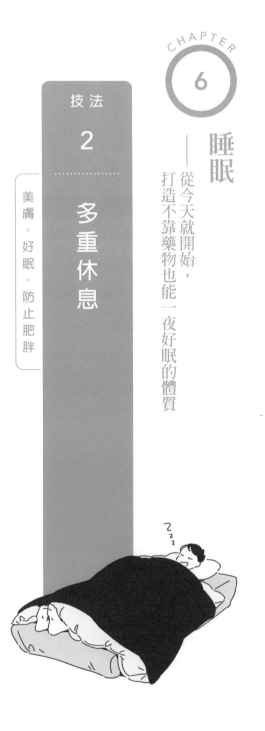

相信應該沒有人會懷疑睡眠的重要性。睡眠不足的第二天，任誰都會感到身心無法好好運作，也不乏數據證明睡眠對於抗老化的重要性。

美國大學醫院（University Hospitals）所做的實驗，是近年十分著名的一個例子。研究團隊讓六十名女性接受紫外線照射，刻意破壞她們的皮膚障壁。七十二小時後再對所有人的皮膚進行檢查，結果發現睡眠品質差的人，皮膚的復原力少了百分之三十，經過了三天皮膚還是沒有回到原本的狀態[43]。同時，平日睡眠不足的女性，也被發現有高出百分之二十的肥胖率，這讓大家重新注意到，睡眠對外貌的影響有多深刻。

雖然大家都承認睡眠很重要，但現實生活中仍舊有許多人有睡眠方面的困擾。尤其，日本又是全世界睡眠不足最嚴重的國家，根據經濟合作暨發展組織（OECD）的調查，在日本每晚睡眠時數不到六小時的人，高達所有人口的四成。

當然，這跟「加班多」「通勤時間長」等日本特有的社會因素有關，但還有一個原因應該是，關於睡眠並沒有一個「只要依樣畫葫蘆就錯不了」的技巧。

因為**如今我們逐漸發現，好的睡眠品質不僅關乎適當的營養、寢室的環境、大腦對**

睡眠的詮釋，連跟「你感受到的人生意義有多強烈？」這麼宏偉的要素，也都息息相關。

換言之，要想得到最佳睡眠，我們就只能一項一項嘗試。也就是從營養、認知等各方面開始改善，慢慢將睡眠品質的基線向上提升。那麼，接下來就依難易度高低，來看看個別的具體做法是什麼。

程度 1

睡眠檢查表

容我再重申一次，睡眠並沒有絕對有效的改善之道，我們能做的只有將全部都做過一遍。因此，第一個對策就是「睡眠檢查表」。

方法 49

掌握好眠的基礎知識

這個檢查表是，筆者根據日本人的習性，將美國國家睡眠基金會（National Sleep

Foundation）、NutriScience等機構挑選出的「一夜好眠所需的要素」，加以改編而成[44]，並歸納成二十五個檢查項目。其中包含了最基礎的建議，如「每天在相同時間就寢」，乃至平日罕見的技巧，如「進行大腦傾存」（Brain Dump），而這些都是許多研究者公認的、改善睡眠不可或缺的方法。

首先，請將下一頁的檢查表大略讀過一遍，確認自己對睡眠的基礎知識掌握到什麼程度。相信其中也有些技巧是各位不曾聽過的，這些技巧筆者之後會再詳述（請參照標示於項目尾端的頁數）。

知道自己目前的好眠程度後，就要來逐一介紹檢查表中各項目的具體實踐方法了。

不過，像是「睡前不能攝取咖啡因」「寢室愈暗愈好」「白天做運動讓身體感到勞累」等常識性的項目內容，就不會在本書中詳加討論，只會利用書末的參考文獻，簡單介紹相關的驗證研究資料，還請各位見諒。

好眠認知檢查	
一定會在固定的時間起床[55]。	+1
一定會在固定的時間就寢。	+1
1天進行1次15分鐘以上的冥想（213頁）。	+1
睡前有拉筋、冥想等固定習慣[56]。	+1
會在床上做睡覺以外的事，例如看書、玩遊戲等等[57]。	−1
會在入睡的30分鐘～1小時前，進行大腦傾存（216頁）。	+1
有寫睡眠日記的習慣（218頁）。	+1
會定期思考「人生的意義」（220頁）。	+1
總分	分

將各項目的分數相加。最後總分的判斷結果如下：

總分 0～5分	好眠程度低於平均值。請選出2～3個可以立刻實行項目，慢慢地將其實踐於生活中。
總分 6～10分	好眠程度落在平均值上。不妨評估一下「行為」「環境」「認知」這三個範疇，哪一個是你生活中特別缺乏的，並優先從該範疇開始改善。
總分 11～15分	好眠程度略高於平均值。請從檢查項目中挑出你覺得自己最做不來的改善方式，並加以實踐。
總分 16～20分	好眠程度十分良好。若想更加提升睡眠品質，建議增加「人生的意義」「冥想」等認知方面的活動。

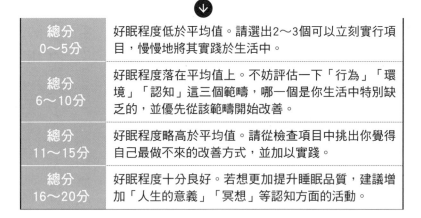

奠定好眠基礎知識的「睡眠檢查表」

好眠環境檢查

寢室的溫度設定在18～19度（200頁）。	＋1
寢室有放時鐘（201頁）。	－1
天黑後，室內照明的亮度在10勒克斯前後（電影院放映影片前的亮度）[45]。	＋1
利用遮光窗簾等物，完全阻絕光線進入寢室[46]	＋1
睡前會使用智慧手機等會發光的行動裝置[47]。	－1
睡前會替室內通風，讓空氣對流（202頁）。	＋1
上床三小時前開始配戴橘色的太陽眼鏡（203頁）。	＋1
睡覺時會使用眼罩和耳塞[48]。	＋1

總分　　　分

好眠行為檢查

白天會晒太陽至少10分鐘[49]。	＋1
前一夜沒睡好的話，會在中午以前午睡5～30分鐘[50]。	＋1
一天的最後一餐會在上床的2～3小時前進食完畢[51]。	＋1
會在晚餐攝取充足的蛋白質（207頁）。	＋1
一天會攝取40g以上的膳食纖維（209頁）。	＋1
就寢前會喝酒[52]。	－1
會在過了下午3點以後攝取咖啡因[53]。	－1
會在就寢的1～2小時前，進行40～43度的淋浴（206頁）。	＋1
每天都會在入睡3小時以前，至少進行30分鐘的拉筋、健走等輕度的運動[54]。	＋1

總分　　　分

程度 2

確立好眠環境

最簡單的睡眠改善方法，就是改變環境。**用耳塞阻絕寢室的噪音，用眼罩遮擋外來的光線，睡前讓房內通通風等，即使只是小小的改變，也可能帶來大幅的改善，這就是改善環境的魅力所在。**接著就來看看實踐上有哪些重點。

方法 50 寢室的溫度設定在十八至十九度

一般來說，我們的體內溫度會隨著就寢而開始下降，一直降至凌晨五點左右。體內的熱能一旦開始釋放，身體的活動就會放慢下來，進而產生睡意。

然而，這時候**若室內溫度過高，我們就無法有效地調節體內溫度，進而造成睡眠被打亂。**針對室溫與優質睡眠之間的關係，哈佛大學和劍橋大學曾進行過多次調查，包括一項以七十六萬五千人為對象的調查所**得到的結果，也一貫顯示「理想的寢室的溫度是保持在十八點三度左右」**[58]。

可能有人會想說：「我怕冷，室溫十八度我會睡不著。」但容易手腳冰冷和體內的溫度，其實是兩件不同的事。**容易手腳冰冷是人體無法將血液充分輸送到體表的狀態，一個人若核心體溫（Core Body Temperature）不降低，不管他怕不怕冷，是否手腳冰冷，他都會無法入睡。**因此，請務必讓室內維持在一個涼爽的狀態。

方法51 寢室不放時鐘

對於躺在床卻遲遲無法入睡的人來說，撤除房間內所有時鐘，也是一個辦法。不僅是掛在牆上的時鐘，連手錶等會顯示時間的物品都要撤除。

理由很簡單，因為**無法順利入眠的人，在睡不著的狀態下看到時鐘，往往會感到焦慮，因為意識到自己到了這麼晚還沒睡著**。再者，時鐘對現代人來說，已被賦予了強烈的起床意象，因此不少人半夜光是看到時鐘，神智就會變得愈來愈清醒[59]。

請撤除寢室裡的時鐘，避免在半夜感到不必要的焦慮。

方法 52

睡前替室內通風，讓空氣對流

二氧化碳也是妨礙我們一夜好眠的重點之一。

寢室有無通風會大大影響睡眠品質，這是很多人都知道的事實，丹麥技術大學（Technical University of Denmark）的實驗中，受試者在不通風的房間內生活了一週後，每個人**隔天的情緒都變得很差，白天也更容易發睏**。而另一群受試者則是在通風過的房間生活，相反地，他們不但注意力提高，連在做需要用到邏輯思考能力的測驗時，也得到更高的分數[60]。室內的二氧化碳

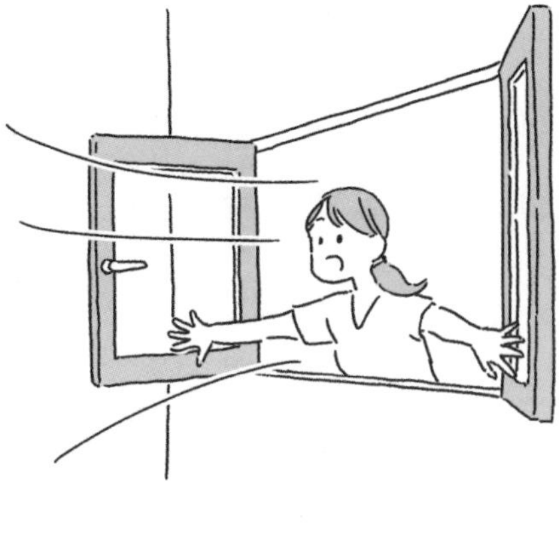

含量絕對會對睡眠品質造成嚴重影響。

筆者個人的做法是，在寢室內放置二氧化碳檢測儀，並將二氧化碳的濃度控制在百萬分之一千（1000ppm）以內。但不一定要做到這種地步，**只要在睡前打開窗戶五至十分鐘左右即可**[61]。光是這一個動作，就能讓睡眠品質確實得到提升。

方法 53 配戴琥珀色眼鏡

夜深後，將寢室的照明調暗至十勒克斯以下，是基本中的基本。尚未做到這一點的人，不妨使用具有調光功能的照明，或以間接照明來調整亮度。

除此之外，還可以使用「琥珀色眼鏡」（Amber Glasses）多替自己增添一層保險。**琥珀色眼鏡是一種橘色鏡片的太陽眼鏡，原本是滑雪使用的裝備，但它能阻擋電子用品和日**

光燈所發出的藍光，進而防止大腦覺醒。

藍光已是一個眾所周知的問題。藍光也被說是使睡眠品質降低的最大元凶，夜晚持續待在藍光的環境中，會降低睡眠激素的分泌[62、63]。

這幾年，有愈來愈多琥珀色眼鏡的研究，其中一項實驗是，讓受試者帶著橘色太陽眼鏡生活一個星期，結果，他們的入睡時間提早了七分鐘，睡眠品質與隔天早上的專注力，也獲得了改善[64]。另外一項研究則指出，只要在就寢的三個小時前戴上琥珀色眼鏡，就能達到改善睡眠的效果[65]。

琥珀色眼鏡只要兩千到三千日圓就能買到，而且效果十分顯著。建議可先選擇較便宜的廠牌來嘗試，如「DUCO運動太陽眼鏡」（DUCO Sports Sunglasses）、「Uvex S1933X」等等。

改善好眠環境的額外選項

方法 54

使用重力被

這裡要為想使睡眠品質更上一層樓的人，介紹幾個額外選項。

和琥珀色眼鏡一樣，近幾年，**「重力被」**（Weighted Blanket）也開始被稱為助眠神器。正如其名，「重力被」是指比一般更有重量的被子，**體重四十五至七十公斤的人，建議使用七公斤左右的被子。**一般的被子都不會超過兩公斤，由此可見其分量。

可能有人會懷疑蓋這種被子會不會做惡夢，但近來有大量的數據證明「沉重的被子能提升睡眠品質」。研究中顯示出的具體效果包括：**得到起床時的睡眠充足感，以及改善睡眠呼吸中止症**[66]，**降低睡眠時的焦慮感**[67]，**縮短入睡時間及減少睡眠中斷等**[68]，**是十分值得一試的助眠用品。**

重力被提高睡眠品質的原因很簡單，因為「包覆感的增加」會帶給人更多安心感。

從這一點來看，愈容易產生焦慮及壓力的人，愈能藉由重力被得到效果。只要在網路上搜尋，就能找到不到一萬日圓的商品，若你是會因為壓力而難以入睡的人，不妨嘗試看看。

（譯註：網路上可用中文「重力被」「重力毯」「加重毯」等字詞搜尋。）

程度 3

確立好眠行為

確立好眠環境後，再來要矯正的是「行為」。比起改善環境，改善行為需要付出更大的努力，但一分耕耘一分收穫，實踐後也會獲得極高的成效。以下介紹幾個實踐較容易，同時成效也較顯著的技巧。

方法 55

利用泡澡的溫度與時間帶助眠

睡前透過泡澡或淋浴溫熱身體，是經常可以聽到的助眠訣竅。體溫愈高，就寢時體內溫度可下降的幅度就愈大，進而能促發203頁所述的機制，讓人進入睡眠狀態。

二〇一九年，德州大學（The University of Texas）的團隊發表了一篇統合分析，內容是研究如何讓這個做法達到最大效益[69]。他們根據十七篇前人研究，對「提高好眠程度的最佳淋浴方式」進行調查，歸納了所有資料後的結論是**「就寢的一小時半至兩小時前，以四十至四十三度的水溫泡澡或淋浴五到十分鐘左右，最為理想」**。研究報告中指出，按照這個指南實踐的人，入睡時間平均縮短了十分鐘。上床後經常感到難以入睡的人，不妨嘗試這個方法。

反過來說，當體溫升高後，平均需要約九十分鐘，體溫才會開始下降，因此在就寢的前一刻才泡澡或淋浴，可能會對睡眠造成不良影響。這一點還得特別注意。

方法 56 攝取蛋白質助眠

睡前攝取適量的蛋白質，對於睡眠品質的提升也很重要[70]。**蛋白質中含有製造睡眠**

激素的材料，體內若沒有足夠的蛋白質，即使入夜了也很難產生睡意。

關於這項助眠法，我們可以參考的是，新加坡國立大學（National University of Singapore）等機構發表的一篇統合分析[71]。研究團隊針對十五項觀察研究，以及四項RCT（Randomized Controlled Trial：隨機對照試驗）進行了詳細調查，分析夜晚可以熟睡和無法熟睡的人之間有什麼差別，結果歸納出兩個重點：

- **睡得愈熟的人，蛋白質的攝取量愈多，他們的睡眠時間長短，比缺少蛋白質的人多了約百分之十二。**
- **蛋白質的攝取量占總攝取熱量的百分之二十五到三十左右，有助於改善睡眠。**

換算成具體數字就是，若一個人的一天維持熱量（參考107頁）為兩千大卡，那麼要提高睡眠品

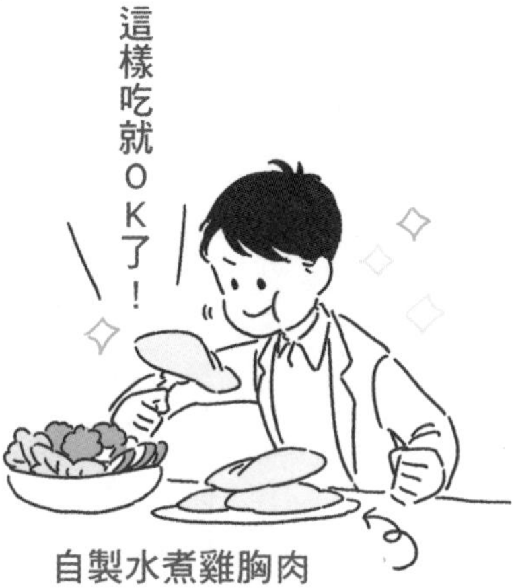

自製水煮雞胸肉

質，就必須攝取大約五百至六百大卡的蛋白質。換算成公克的話，就是一天一百二十五到一百五十公克的蛋白質，這個分量若不是刻意多吃，恐怕很難達成（以去皮的雞胸肉來說，要吃大約六百公克）。不習慣高蛋白質飲食的人，請從每公斤體重攝取一點二到一點四公克的蛋白質開始嘗試，並確認自己的睡眠品質是否有得到改善。

方法57 利用膳食纖維打造好眠體質

膳食纖維有助健康是一般常識，但較不為人知的是，它的睡眠改善效果。二〇一六年的實驗中，研究團隊讓受試者吃他們準備好的餐點，大約四天後，**膳食纖維攝取量愈大的研究組，睡眠品質愈高，第二天的疲勞感也大幅減少。**另一方面，攝取較多麵包和動物性脂肪的受試者，則是變得淺眠，半夜醒來的次數也有增加的傾向[72]。換句話說，蛋糕、點心或油花、肥肉豐富的排餐，會妨礙我們的睡眠，蔬菜、水果則是能提升我們的睡眠品質。

含有能讓腸內丁酸增加的膳食纖維之食物			
大蒜	洋蔥	胡蘿蔔	洋薊
蘆筍	馬鈴薯	青香蕉	蘋果
杏桃	豆類（水煮後冷卻）		燕麥麩

含有膳食纖維的營養補充品		
菊糖（Inulin）	果寡糖（Fructooligosaccharides）	抗性澱粉（Resistant Starch）
果膠	阿糖基木聚糖（Arabino xylan）	關華豆膠（Guar Gum）

[75, 76]

膳食纖維有助睡眠的原因大致可分為兩個，**第一個是因為它能防止血糖值的大起大落**。吃了麵包或糕點後，我們的身體會因對醣類產生反應，而開始分泌胰島素，胰島素會讓身體進入覺醒狀態。但此時若攝取了大量的膳食纖維的話，胰島素就不會再繼續激增，身體也就不會進入覺醒狀態。

另一個原因則是，當膳食纖維改善腸內環境後，睡眠也會因此得到改善[73]。簡單說明一下其運作機制：我們所攝取的膳食纖維，會在腸內變成細菌的養分，並轉變成一種稱為「丁酸」的脂肪酸。丁酸能改善腸壁，阻隔異物入侵，因此當我們體內的丁酸含量愈多，**腸道對細菌及過敏原的抵抗力就愈高。這麼一來，身**

體就能安心地休養生息[74]。這就像是戰場上設置的遮蔽物愈是萬無一失，士兵就愈能安心休息。

只要遵守第五章所介紹的關於「熱量品質」的飲食法，那麼應該就已攝取到足夠的一天所需的膳食纖維量了，但若從「增加丁酸」的角度來看，則建議多加攝取右表中的食物。

再者，有時我們可能會因為某些因素，而無法吃到充足的蔬菜和水果，這時可服用膳食纖維的營養補充品。這些膳食纖維也都能立刻在網路商店中找到。服用營養補充品，請從一次三公克開始服用，並慢慢地增加劑量，同時確認有無出現腹瀉、放屁等副作用。

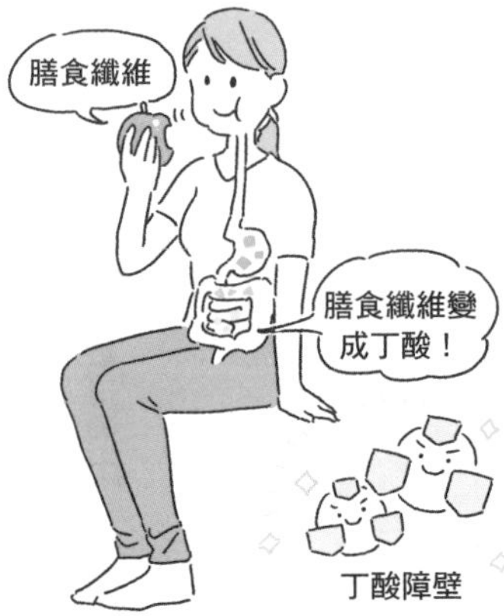

程度 4

確立好眠認知

改善睡眠的最後一步是，改變「認知」（對事物的想法、詮釋方法）。這個階段是向下挖掘以下問題：「對你來說，睡眠是什麼？」「你對睡眠有無任何焦慮或偏見？」從大腦的詮釋及理解的角度切入，藉以改善睡眠。

和「環境」「行為」比起來，「認知」或許是個很抽象的概念，但其實「環境」和「行為」的技巧，也和「認知」息息相關。比方說「要在固定時間就寢」「床鋪只能用來睡覺」等建議，之所以能夠產生效果，就是**因為你在實踐的同時，也是在灌輸大腦「這個時間必須睡覺」「床鋪是用來睡覺的道具」等觀念**。反之，如果總是在不固定的時間就寢，或者會在床上讀書或遊戲的話，大腦就會因為搞不清楚該在何時、何地睡覺而陷入混亂，等到真正該睡時，反而去喚醒全身。

關於這個問題，科學家已經進行了三十年以上的臨床實驗，而**研究報告指出，當一個難以入睡的人改善了認知後，其效果相當於一般的安眠藥**[77]。此外，也沒有發現明顯的副作用，而且認知改變後，效果就會半永久性地持續下去，相當值得嘗試。

方法 58

利用身體掃描冥想提高放鬆效果

身體掃描冥想（Body Scan Meditation）是一種將意識集中在自己身體各部位的冥想法，它對抗焦慮與壓力的效果，已在許多的研究中得到證實，像是重度吸菸者，**只要進行十分鐘的身體掃描，就能提高禁菸的成功率**[78]，**此外也有研究數據顯示，它能讓健康男女的血壓和心率大幅下降**[79]。

會因為工作的焦慮與壓力而導致無法入眠者，請在就寢前，利用幾分鐘時間進行身體掃描冥想。實際嘗試後就會知道，身體掃描冥想的放鬆效果有多神奇，很多人甚至做到一半就會睡著。

具體的做法如下：

❶躺在床上，閉上眼睛，先將意識放在自己的身體重量上。把注意力集中在背部與床鋪

的貼合處，感受身體該處的感覺。

❷深吸一口氣，同時意識呼吸的感覺，接著一邊將所有的氣吐出，一邊去感受身體的放鬆。

❸接著，將意識放到腳上，去感受床鋪與腳底的貼合處（重量、壓迫感、體溫等等）。

❹將意識放到背部，去感受床鋪與背部的貼合處。

❺將意識放到腹部，確認有什麼樣的感覺。若感到緊張，就進行深呼吸，讓緊繃之處放鬆下來。

❻以相同的方式，按照手掌→手臂→下巴→整個臉部的順序，逐一意識各個部位，確認各部位的感覺。若感到緊張，就進行深呼吸，讓緊繃之處放鬆下來。

❼最後一邊深呼吸，一邊意識著自己的全身上下，感到全身都放鬆後，就把眼睛張開（閉著眼睛直接入睡也沒問題）。

以上就是身體掃描冥想基本進行方式。意識停留在身體各部位的時間長短，可自行拿捏，不過，當你還不習慣時，**請從每個部位停留十秒左右開始做起，之後再慢慢將時間**

拉長。

更加習慣後，請你不只拉長時間，還要把你所意識的身體部位再加以細分。例如，臉就不是整個臉部，而是分成鼻子、右眼、左眼、嘴唇等等，將肢體區分成更小的部位去意識。

如果你不懂「將意識放在身體某個局部上」是什麼感覺，那麼筆者的建議是，**不妨將自己想像成一個科學家。**例如，「現在腹部右下方有點緊繃喔……」「右下顎和耳朵相連的部分，稍微比其他的地方燙一點喲」，就像這樣用科學家般的客觀角度，仔細觀察身體各部分。若能因此逐漸對身體變化產生興趣，那就再好不過了。

進行冥想時，你的腦中可能會浮出各式各樣的念頭，像是「明天要做的事」「過去不愉快的回憶」等等，這些是非常正常的現象，無須擔心。**當腦中的雜念一再出現時，請處之泰然地反覆將意識拉回到身體的部位上。**

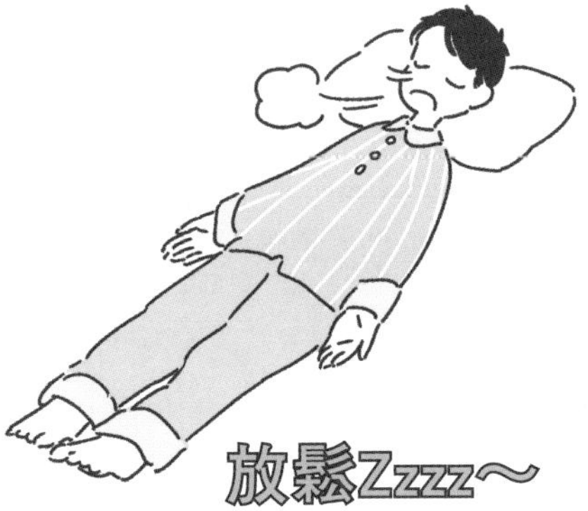

不只一項實驗顯示，這樣的冥想訓練進行二到四週後，身體放鬆的感覺就會被儲存在大腦裡，往後只要一躺上床，就很容易進入熟睡。實踐上，請以一天二十到四十五分鐘（尚未習慣之前，從一天三到十分鐘開始），一週三到六次為目標。

方法 59 利用大腦傾存將內心的擔憂釋放

各位是否有過睡前突然想起「原本該做卻沒做的工作」而睡不著的經驗？「明天要交出的文件還沒有做」「今天的進度沒有完成」等未完成的任務縈繞在心頭，揮之不去，結果怎麼也睡不著。美國貝勒大學（Baylor University）的團隊為了解決這個問題，在二〇一八年進行了一項實驗[80]。他們讓受試者在實驗室裡住上一週，並將全員分成以下兩個組別：

❶ 睡前用五分鐘將「明天必須做的事」寫在紙上。

❷睡前用五分鐘將「今天或前一天完成的工作」寫在紙上。

當他們透過腦波來檢測受試者的睡眠品質後發現，睡前寫下隔天任務的那一組，擁有更好的睡眠品質。寫下「明天要完成企劃書，並抓出預算」等內容的人，比寫下「今天處理了其他部門詢問的問題，並整理好了會議的資料」等內容的人，感受到更強的睡意，**入睡的時間平均也早了九分鐘**。

九分鐘聽起來好像不多，但實際上，這個數字跟安眠藥的效果幾乎不相上下。只要利用睡前的五分鐘，就能產生這麼大的差異，實在是令人感到驚奇。

這種**將「心理有點放不下的事」或「未來該做的事」寫在紙上的做法，被稱為「大腦傾存」**（Brain Dump），直譯的話就是**「大腦的傾倒」**。因此這個做法的主要概念就是，將存積在頭腦中的擔憂種子，全部吐清。透過寫下未完成的工

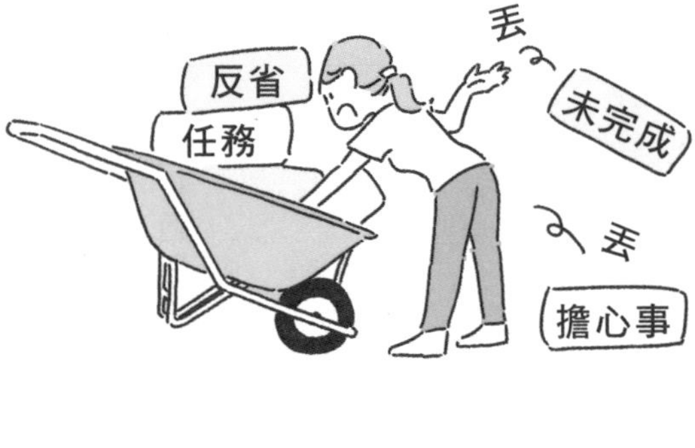

作，來將擔心與焦慮趕出大腦，進而產生「如釋重負」的感覺。於是，大腦的興奮狀態就會逐漸平息，進而能比平時更安心地入眠。

上床後無法在十分鐘內睡著的人，請試著在睡前三十分鐘到一個小時前，做做看大腦傾存的練習，應該能讓你比平時更早入睡。

方法 60 寫睡眠日記

認知方面的技巧中，成效最好的就是「睡眠日記」。這是將每天晚上的就寢時間、起床時間記錄下來的做法，在認知行為治療（透過改變認知來緩和心情的心理治療方式）界中，這項技法已行之有年。許多研究資料均顯示出其效果，有睡眠困擾的人不妨嘗試看看[81]。

睡眠日記所使用的表格如下一頁所示，表格分成早上和晚上兩個部分，要分別在這兩個部分記錄就寢時間、起床時間、咖啡因的攝取量等等。每次記錄只需兩分鐘不到。

寫了日記後，並不會馬上出現成效，**大約做了兩週左右的紀錄後，你的睡眠才會開**

釋放伴隨睡眠而來的焦慮與壓力的「睡眠日記」

	週一	週二	週三	週四	週五	週六	週日
早上起床後做的紀錄							
上床的時間							
起床的時間							
總睡眠時數							
半夜醒來的次數							
晚上睡前做的紀錄							
含咖啡因飲料的飲用次數							
最後一次攝取咖啡因的時間							
最後一次運動的時間							
入睡的一個小時前做過的事							
今天的心情（0分＝極差，10分＝極佳）							

始產生變化。

我們的大腦會逐漸記住發生在自己身上的種種現象，例如「原來在就寢前一個小時稍微看了下智慧型手機，也會讓半夜醒來的次數增加啊……」「原來只運動十分鐘也能讓睡眠時間延長……」於是大腦就會開始自動採取應變方式。

從這點看來，**「睡眠日記」就像是記帳本。**自己每天是如何使用金錢的？有沒有在不知不覺中把錢浪費在重複的事情上？若不能掌握這些資訊，存款就無法增加。

同樣地，當我們的大腦能判斷自己平日生活中，累積了多少關於睡眠的負債，自然也就能安心地開始思考該如何償還債務。這種安心感會改變我們的認知，並緩解睡眠帶給我們的焦慮及壓力。

方法 61

思考「人生意義」

相信應該沒有人會把思考「人生的意義」當成助眠的方法吧。像是「我該如何成就這個人生？」「我為何而活？」之類哲學性思辨，大家應該會覺得和睡眠品質毫無關係。

然而，事實並非如此。最新研究發現，**「人生的意義」會大大左右我們的睡眠。**

其中一項代表性的研究，來自美國西北大學（Northwestern University）的研究團隊。該團隊使用MARS和MAP等大規模的資料集，針對平均七十九歲的高齡人士，分析他們「睡眠品質」和「人生目的」兩項數據的相關性[82]。

在這項研究中，研究團隊用**「思考過去自己做過的事及未來想做的事，是否會感到愉快？」「有些人漫無目標地活著，你覺得自己跟那些人不同嗎？」**等問題，**評估受試者的「人生目的」**。也就是說，他們藉此調查受試者對自己的人生是否有目標，是否能在生活中感受到活著的意義。

將所有資料歸納整理後發現，「睡眠」與「人生目的」的確有著重大的關聯性。**愈是覺得人生有意義的人，睡眠品質愈高，睡眠呼吸中止症的發生率也愈低。**

之所以會出現這樣的差異，是因為人生目的明確的人，多半生活型態也很好，進而使得睡眠品質也較好。密西根大學公共衛生學院（University of Michigan School of Public Health）曾做過一項追蹤觀察七千人的調查研究，他們將受試者分成能經常性感受到人生意義，和不能經常性感受到人生意義的兩個組別，**結果前者提早死亡的比例，比後者低兩倍**[83]。

因為這是一篇觀察研究，所以無法判斷出明確的因果關係，但很可能是因為「人生意義」能為我們創造出積極向前的精神狀態，進而改善了睡眠。因此，想要得到真正的好眠，就請定期思考「能為自己帶來人生意義的目標是什麼」（建議使用週末的二十到三十分鐘來思考）。

不過，突然被要求思考人生的意義，恐怕有很多人會感到不知所措吧。有此困擾的人，**不妨從「對自己而言好的睡眠是什麼」這個問題開始向下挖掘。**請試著思考下列問題：

- **為何我想要睡得更多？為何我想避免睡眠不足帶來的不適，或不想讓情緒變糟？**
- **當睡眠充足，腦筋十分清醒時，我會希望自己的行為舉止符合何種形象？會想完成什麼事？**
- **我覺得我擁有何種睡眠時，才能發揮最佳表現？**

每項答案因人而異，有些人可能會回答「我是想為孩子發揮出自己十足的能力而睡覺的」，另外一些人可能覺得「隨時處在最佳身體狀態」才能讓自己感到人生意義。

這沒有絕對正確的答案，請找出對你而言最有感的答案。當你在反覆思考這些問題時，你的睡眠品質一定會慢慢提升。

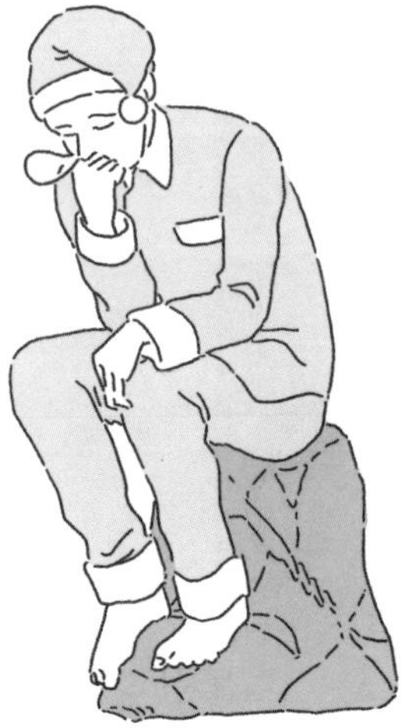

—— 全球最高權威也承認的既簡單又高效的護膚方式

技法 3 全球共通標準保養法

談完睡眠後，就要來談「皮膚」了。讓我們用正確的護膚法，從身體外部進行修復。

大家都知道，**皮膚是人類最大的器官，它全年無休地保護我們不受化學物質、微生物、紫外線等外來侵擾**。正因如此，皮膚長期下來也會受嚴重的損害，若不好好保養，就會不斷老化，因此必須及早做出因應對策。

雖說如此，從現代的皮膚科學來看，其實護膚上該做的事不多，請各位放心。在美

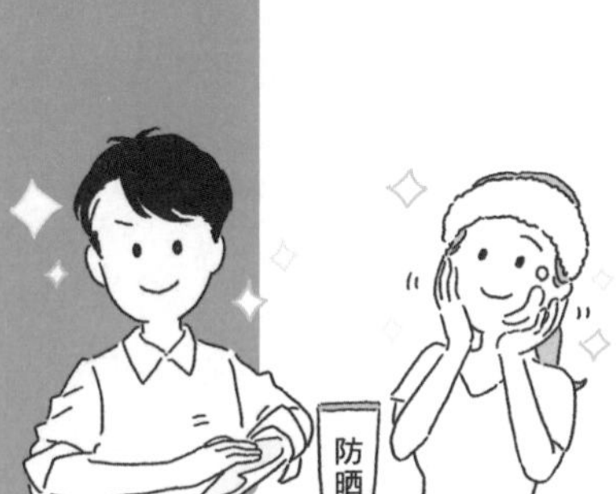

容界，每天都有新成分、新訣竅推陳出新，但事實上，關於「到底什麼才是真正有效的皮膚保養」，美國皮膚科醫學會（American Academy of Dermatology）、歐洲皮膚科研究學會（European Society for Dermatological Research）等一流機構，幾乎已達到一致的共識。換言之，關於護膚，我們已經確立了一套可稱為「全球共通標準」的做法。

比方說，著名的醫學期刊《Journal of Clinical Investigation》的編輯，將多項前人研究與專家訪談，歸納整理如下[84]：

「最終的結論是，要使用防晒劑、保濕劑、視黃醇（Retinol）（維生素A的衍生物，將於251頁詳述），但不要被美容中心的話術蠱惑，不要覺得天然成分就一定有效，不要用民俗療法傷害皮膚，以及別被化妝品公司的華麗宣傳、高價商品誘惑，就這麼簡單。」

阻絕白天的紫外線，抑制洗澡後的肌膚乾燥，利用視黃醇促使肌膚代謝周轉（Turnover）——取可信度高的數據加以徹底分析後，真正有價值的護膚法「就只有這三項」。不必講究於其他的高級化妝品或嶄新的美容成分。

雖然這言論聽起來有點極端，但其他專門機構在大方向上，也是持相同意見。這個說法可看成是全球共通標準。雖然在細節上仍有歧見，但**我們可直接將防晒、保濕、視黃醇稱為護膚的三大要項。**

這裡將會根據全球共通標準的做法，讓大家了解這三大護膚要項，同時一一介紹三大護膚再加上**「潔顏」**這四個項目的最佳實踐法。雖然關於「洗臉要洗到什麼程度」這個問題，連專家的意見都未達成一致，但對女性而言，洗臉卸妝是必要的工作，所以關於潔顏的知識，還是有必要在此和大家分享。

只要在這四方面都取得了最完善的知識，平日要做的護膚工作就會變得十分簡單。

- **早上＝按照潔顏↓保濕↓防晒的順序護膚**
- **晚上＝按造潔顏↓保濕的順序護膚**

偶爾再使用一下視黃醇，你的皮膚保養就萬無一失了。以後再也不用憂心忡忡地想著：「不知道那個新化妝水用起來怎樣？」「最新的美白霜效果會不會比較好？」接下來，就讓我們來看看實踐方法吧。

程度 1 成為保濕劑達人

關於「保濕劑」的重要性，已沒有必要再多加強調。任何美容相關資訊都會提到這一塊，至今都還定期有新的保濕成分被發表，並相互競爭效果優劣。

但要達到正確的保濕，其實沒有必要追求新的成分。

方法 62 「凡士林」是保濕的最基本款

關於如何保濕，皮膚科學界已達到共識，首先，大方向的結論，可以歸納成以下這句話：

・若嫌麻煩，就選凡士林（Petroleum Jelly）。

只要在洗完澡五分鐘內，將少量的凡士林（約為一顆大豆的量）塗抹在整個臉上，對多數的人來說就沒問題了。

仔細想想，這也難怪，保濕劑之所以能改善皮膚的狀態，是**因為它能表面滲透進皮膚的水分，以油脂封鎖住，減緩皮膚乾燥的速度**[85]。我們可以說，絕大多數的護膚商品所帶來的好處，大部分都是來自於保濕劑的功勞。

簡言之，只要是能讓皮膚的乾燥速度變慢，那麼用任何成分保濕都無所謂。像是蜂蠟、乳木果油（Shea Butter）等，選擇自己喜歡的即可。而**凡士林的優點就在於，便宜又不易引發過敏，且不含香氛成分及防腐劑**。並不是說香氛成分、防腐劑就一定不好，但有些人的皮膚會對這些成分比較敏感，使用凡士林的話，就不會產生多餘的問題。

以現狀來說，推薦大家使用的兩款凡士林是**「第一三共PROPETO高品質凡士林」**

（第一三共プロペトピュアベール）**和「Nikko Rica Sun White P-1」**。這兩款都是將雜質去除到極限的優質產品，在網路商店或日本的藥妝店就能輕易買到（譯註：目前這兩款台灣目前都沒有代理，但能在網路上找到，前者的賣家較多）。不知該選哪款保濕劑時，可從這兩款的其中一款開始嘗試。

方法63 根據膚質選擇保濕劑

話雖如此，但凡士林絕非萬能。比方說，如果是滿臉痘痘的人，就有可能因毛孔堵塞而導致痤瘡桿菌增生；乾性肌膚的人使用，只會讓水分不足的皮膚保持水分不足的狀態；油性肌膚的人塗抹，說不定會變得油光滿面。這時候，就**必須根據膚質來選擇不同的保濕劑了。**

為了讓各位能選出對自己而言的最佳商品，就讓我們先來看看保濕劑有哪些基本性質。保濕劑主要是透過以下三種功能來保護皮膚的。

❶補水：為上皮組織補充水分，讓皮膚保持水潤的功能。就像是把含水的海綿放置在皮膚上。

❷封閉：完全覆蓋皮膚，以延遲水分蒸發的功能。凡士林為其代表性成分。

❸柔化：軟化變硬的皮膚，改善乾燥，以提高皮膚屏蔽效果的功能。其作用就像是食物添加劑中的乳化劑。

雖然都是保濕劑，但卻分成好幾種不同功能，根據膚質選擇適合的功能，才能有更好的護膚效果。各種功能的代表成分如233頁所示。每項成分的安全性，都已得到美國皮膚科醫學會等機構承認，可安心使用。

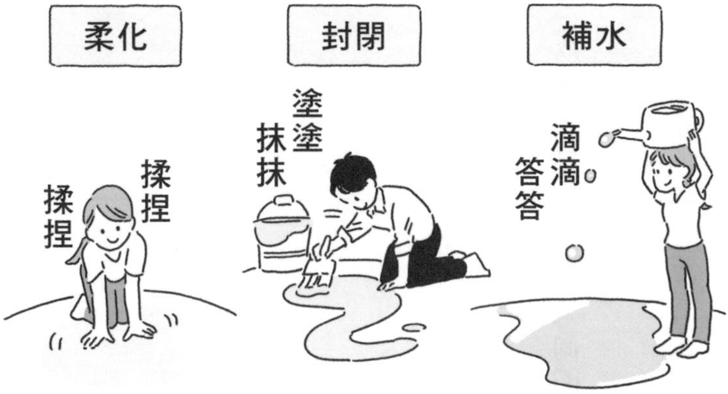

既然如此，接下來就來看看選出各類皮膚最適合的保濕劑的參考指南。

・乾性肌膚者

乾性肌膚的人容易有皮膚龜裂、長紅色濕疹、脫皮等皮膚困擾。因為這是天生皮脂偏少所致，所以**乾性肌膚的人請以「柔化」功能為重。**比方說，神經醯胺（Ceramide）、植物油能讓乾裂的皮膚變得柔滑。先用柔化型的成分讓皮膚變得滑順，上面再使用封閉型封鎖住即可。順帶一提，乾性肌膚會隨著年紀而愈來愈乾燥，因此年紀愈長，柔化和封閉的功能就愈重要。

・油性肌膚者

油性肌膚的人原本皮脂就較多，使用保濕劑容易加重皮膚上的油光。若使用偏油膩的封閉型成分，會導致青春痘和膿皰的生長，因此**請選擇清爽的補水型成分**（類肝素、玻尿酸，或是薔薇果油、葡萄籽油等富含亞麻油酸的油）。另外，乾性和油性混合的混合性肌膚的人，請單獨在乾性的部位使用柔化和封閉型的成分。

・敏感性肌膚者

敏感性肌膚是指，角質的障壁功能弱化，因此刺激物很容易進入的狀態。氣溫或濕度一變化，皮膚就會出現異狀的人，或塗抹護膚商品會造成皮膚癢的人，都很有可能是屬於敏感性肌膚。

這樣的人應該以保護皮膚障壁為優先，因此**不妨使用神經醯胺、菸鹼醯胺（Nicotinic Acid Amide）等低刺激性的成分**。當然，也要盡量選擇不含香氛成分及防腐劑的商品。

・皮膚脫水者

皮膚脫水是指，因為皮膚含水量太少，而導致皺紋變深，或讓人看起來莫名疲憊的皮膚。它不像乾性肌膚是因為皮脂不足而造成皮膚乾燥，而純粹是皮膚失去水分的狀態，因此也有可能發生在油性肌膚的人身上。

皮膚容易脫水的人，購買保濕商品時，**請積極挑選含有「補水」功能的成分**。不妨先使用有補水功能的成分，接著再塗抹一層封閉型成分加以覆蓋。

保濕劑的推薦成分清單（依功能分類）

1.補水型	類肝（Heparinoid）甘油（Glycerine） 尿素（Urea）玻尿酸（Hyaluronic Acid） 玻糖醛酸鈉（Sodium Hyaluronate）α-羥基酸（AHA）（乙醇酸〔Glycolic Acid〕、乳酸〔Lactic Acid〕等）胺基酸（Amino acid）（甘胺酸〔Glycine〕、精胺酸〔Arginine〕和脯胺酸〔Proline〕等）丙烯（Propylene）、丁烯（Butene）、戊二醇（Pentylene Glycol）水解蛋白（Hydrolyzed Protein，水解膠原蛋白〔Hydrolyzed Collagen〕等）山梨糖醇（Sorbitol）
2.封閉型	凡士林（Petroleum Jelly） 蜂蠟（Beeswax） 乳木果油（Shea Butter） 可可脂（Cocoa Butter）聚二甲基矽氧烷（Polydimethylsiloxane） 羊毛脂（Lanolin）微晶蠟（Microcrystalline Wax） 礦物油（Mineral Oil）石蠟（Paraffin）植物蠟（Vegetable Wax）（堪地里拉蠟〔Candelilla Wax〕、巴西棕櫚蠟〔Carnauba Wax〕等）
3.柔化型	神經醯胺（Ceramide） 辛酸／癸酸甘油三酯（Caprylic/Capric Triglyceride）膽固醇（Cholesterol）脂肪醇（Fatty Alcohol，鯨蠟硬脂醇〔Cetearyl Alcohol〕等）脂肪酸酯（Fatty Acid Ester，異硬脂醇棕櫚酸酯〔Isostearyl Palmitate〕、蓖麻油酸鯨蠟酯〔Cetyl Ricinoleate〕等）氫化聚癸烯（Hydrogenated Polydecene）植物油（椰子油〔Coconut Oil〕、荷荷芭油〔Jojoba Oil〕、酪梨油〔Avocado Oil〕等）

※每種成分不一定都只有一種特定功能，也有同時具有「封閉」和「軟化」功能的成分。以上請當成是概略性的區分方式參考。

保濕劑的推薦商品

由於有些人膚質不適合方法62所介紹的凡士林，這裡就挑選出幾種優秀的保濕劑，以供參考。請使用凡士林後出現問題的人，試試看下列商品。

CeraVe PM Facial Moisturizing Lotion
適樂膚 保濕乳液修復晚霜

這是一款添加神經醯胺和菸鹼醯胺（Niacinamide）的商品，適合乾性肌膚的人，能將乾燥的皮膚軟化至恰到好處。

First Aid Beauty（FAB）Ultra Repair Cream
急救美人 強效保濕修復面霜

這款商品添加了神經醯胺和燕麥膠體（Colloidal Oatmeal），適合乾性肌膚的人使用，缺點是價格偏高。

Makamu HP Lotion（マーカムHPローション）

這款乳液使用了高補水效果的類肝素，價格合理，能提供皮膚脫水者適當的保養。

Leven Rose, 100%Pure & Organic Rosehip Oil
Leven Rose, 全有機玫瑰果油

這款商品使用了富含次亞麻油酸（Linolenic Acid）的玫瑰果油，建議油性肌膚或易長青春痘者使用。

La Roche-Posay Toleriane Sensitive
理膚寶水 多容安舒緩保濕面霜

這是一款不含香氛的保濕劑，適合敏感性肌膚者。

想檢查自己皮膚脫水的狀態時，請用手指捏住臉頰上的皮膚二至三秒後放開。皮膚立刻恢復原狀則表示沒有問題，若需要一點時間才能復原，可能就有脫水的疑慮。

程度 2 搞懂防晒

接著要談的是防晒。

紫外線對皮膚的傷害甚鉅，任何媒體都會把防晒視為美容的基石。這樣的觀念並非無憑無據，美國皮膚科醫學會也曾斬釘截鐵地說：**「防晒是護膚最大重點。」**同時他們也指出，紫外線的因應對策對皮膚老化程度的影響，可能高達八成。

不過，防晒劑的使用方式比想像中困難，若使用方式不當，往往會造成效果減半。能防範紫外線的正確塗抹方式、使用的時機、成分的選擇等，在在左右著防晒的效力，若不一一掌握要訣，可能落得徒勞無功。下面要跟各位介紹的是，全球共通標準的防晒劑使用方式。

方法 64

選擇適合皮膚的正確成分

首先，就從如何選擇適合自己皮膚的防晒劑開始談起。目前日本所使用的防晒成分，雖然安全性都很高，但還是有部分的人會產生過敏症狀及其他皮膚問題，因此成分的選擇上還是必須留意。

首先就來認識大前提的知識，也就是掌握防晒成分的基本概念。防晒劑的成分分為「物理性」（無機防晒成分）和「化學性」（有機防晒成分）兩種。

・**物理性防晒：**指氧化鋅和二氧化鈦此二種成分。它們不容易引發過敏和其他皮膚問題，也不容易因光線照射而分解，功效較持久。但缺點是會在皮膚上留下白色痕跡，塗抹上較不便。

・**化學性防晒：**氧化鋅和二氧化鈦以外的成分，全都歸類為化學性防晒。優點是隔離紫外線的作用佳，容易塗抹，且附著力高。但其中一些成分會在吸收紫外線後被分解，進而降低防晒功效。

歸納起來就是，物理性防晒雖然較不傷皮膚，但效果較弱；化學性防晒不適合皮膚敏感的人，但效果較強。兩者各有其優缺點，**敏感性肌膚的人或許可以先嘗試化學性防晒，若產生任何不適，再改用物理性防晒。**防晒劑過敏是很常見的現象，因此皮膚敏感的人，使用時請多加留意[86]。

關於防晒成分更詳細的特性，可參考下頁表格[87]。此處是權衡安全性與阻擋紫外線效果，兩者綜合起來的表現愈好，推薦程度愈高。在看到喜歡的防晒劑產品時，請確認其成分內容，並從含有「推薦指數★★★」成分的商品開始嘗試。

順帶一提，在美容網站經常可以看到「防晒劑的成分會進入人體，造成內分泌失調」「防晒劑會製造出活性氧物質」等說法。他們的論點是，二苯甲酮進入人體後，會成為致癌因子；防晒劑吸收紫外線後會所產生自由基，會傷害皮膚。自由基是指

防晒劑推薦成分表

推薦指數★★★	
比索曲唑（Bisoctrizole）	波長為UVA1、UVA2、UVB的紫外線皆能阻擋，也不易因光線照射而分解。
甲酚曲唑（Drometrizole）	萊雅的專利成分。 波長為UVA1、UVA2、UVB的紫外線皆能阻擋。
氧化鋅（Zinc Oxide）	波長為UVA1、UVA2、UVB的紫外線皆能阻擋，不會造成膚況變差。但缺點是，整體紫外線的隔離效果一般，且不易塗抹。
推薦指數★★★	
雙乙基己氧基苯酚甲氧基苯三嗪（Bemotrizinol）	對UVA的隔離效果佳，受光照時的穩定性高。但UVB的隔離效果較差。
二乙基氨基羥基苯甲醯苯甲酸己酯（Diethylamino Hydroxybenzoyl Hexyl Benzoate）	對UVA的隔離效果佳，但UVB的隔離效果較差。
依莰舒（Ecamsule）	對UVA效果佳，UVB效果較差。
二氧化鈦（Titanium dioxide）	不容易造成膚況不佳，但UVA的隔離效果略差。整體紫外線的隔離效果比氧化鋅高。

推薦指數★★★

- 阿伏苯宗（Avobenzone）：對UVA的隔離效果佳，但吸收光線後，會快速被分解。有時會對UV發生反應，產生活性氧物質，而造成過敏。
- 苯基苯丙咪唑磺酸（Ensulizole）：對UVA的隔離效果較差。
- 4-甲基亞芐基樟腦（Enzacamene）：對UVA的隔離效果較差，有時會引起皮膚問題。
- 甲基水楊醇（Homosalate）：對UVA的隔離效果較差，吸收光線後容易被分解。
- 奧克立林（Octocrylene）：對UVA的隔離效果較差，有時會引起皮膚問題。
- 辛氧酸酯（Octinoxate）：對UVA的隔離效果較差。
- 水楊酸乙基己酯（Ethylhexyl Salicylate）：對UVA的隔離效果較差，吸收光線後容易被分解。
- 二苯甲酮（Oxybenzone）：對UVA的隔離效果較差，有時會引起皮膚問題。
- 二甲氨苯酸辛酯（Padimate O）：對UVA的隔離效果較差，有時會引起皮膚問題。吸收光線後容易被分解。
- PABA：對UVA的隔離效果較差，有時會引起皮膚問題。

人體內所產生的不穩定分子，過敏、大腦萎縮、臉上的黑斑及皺紋等，都與自由基有關。

這原本是一項駭人聽聞的資訊，但就現階段而言，我們並沒有必要為此而卻步。因為這些論點的根據，都只有來自動物實驗或體外研究（在試管等容器中，利用人體皮膚進行的實驗），而且他們所使用的防曬劑分量，遠比我們平日實際使用的多。

根據一項研究報告的估算，**假設一個人要讓防曬劑進入體內的成分，達到與動物實驗、體外實驗相同程度，那麼他需要每天搽防曬劑，連搽兩百七十七年**[88]。因此這項擔心可說是多餘。

對自由基的擔憂也是如此，因為幾乎都只有做過體外實驗而已，所以無法直接套用在現實世界中。**再說，紫外線之所以會造成皮膚老化，也是因為自由基，與其害怕防曬劑所產生的少量活性氧物質，不如擔心日曬所造成的更大傷害**[89]。

方法 65

用量為三分之一至四分之一茶匙

研究顯示，防晒劑並非只要塗在皮膚上就好了，使用方式的好壞也會大大左右效果好壞。接下來，筆者會根據美國皮膚科醫學會的意見，告訴各位有哪些重點需要掌握[90]。

防晒劑的用量必須要根據**SPF（防晒係數：抵抗紫外線的能力）**來看，比方說，使用兩毫升SPF25防晒劑的效果，大約等同於使用一毫升SPF50防晒劑的效果。簡言之，用量愈多，效果愈好，但因為計算起來很麻煩，所以只要記得在臉上塗抹時，一次使用一點二五毫升。這大約是三分之一至四分之一茶匙的分量[91]。另外，紫外線能穿透雲層和窗戶，因此即使是陰天或待在室內，也請記得使用防晒劑。

方法

66

防晒劑要雙層塗抹

防晒劑最好是在曝曬於陽光下的十五至二十分鐘前塗抹，且每兩小時補搽一次。這裡要更進一步建議各位使用的是「雙層塗抹」，其塗抹方式如左圖。

防晒劑塗抹3步驟

1. 首先盡量均勻塗抹在整張臉上，讓臉上形成一層薄薄的防晒劑。

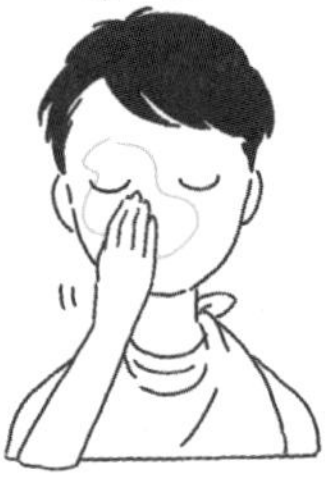

2. 搽好防晒劑後，等它風乾。

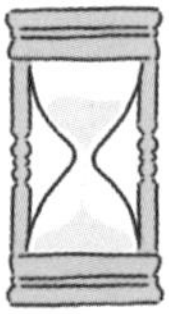

3. 在風乾的防晒劑層上，再塗上一層相同的防晒劑。

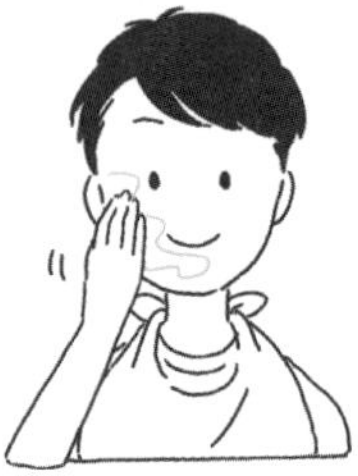

塗抹雙層防晒劑後，**紫外線的防護效果是，只塗抹一層較厚的防晒劑的二點五倍。**

雖然有些麻煩，但在豔陽高照的日子，相當推薦使用這個技巧。

不過，這時若使用兩種以上的不同成分，就有可能造成效果相互抵銷，請特別留意。比方說，因為阿伏苯宗的穩定性較差，若與辛氧酸酯、氧化鋅、二氧化鈦等成分合併使用，就會使效果打折扣。進行雙層塗抹時，請使用成分相同的防晒劑。

方法 67 選擇較高的SPF就不會錯

應該不少人曾在美容相關的媒體上聽過「防晒係數SPF沒有意義」的說法。這種觀點是認為，SPF30和SPF50的紫外線防護效果沒差多少，選數值大的防晒劑也沒比較好。

這個觀點是來自一九九七年美國杜克大學醫學院（Duke University School of Medicine）所發表的數據，他們測驗紫外線的隔離率後發現，SPF30和SPF50只有百分之一點三

防晒劑的推薦產品

La Roche-Posay Anthelios XL Fluid SPF50＋
理膚寶水 安得利清爽極效夏卡防晒液SPF50＋

本款主要為化學性成分，是專為油性肌膚所設計的商品。適合皮膚容易黏膩的人使用。

Canmake Mermaid Skin Gel UV01 Canmake
美人魚皮膚凝膠UV 01

本款商品添加了神經醯胺和燕麥膠體，推薦乾性肌膚的人使用，缺點是價格略高。

Anessa Essence UV Sunscreen Aqua Booster
安耐曬銀鑽保濕防晒露

混合了化學性和物理性防晒成分，是一款使用起來清爽不油膩的優質商品。

Elta MD UV Physical SPF41 Elta MD
物理性防敏粉底防晒乳SPF41

這是一款雖然使用了物理性成分，卻不容易在皮膚上留下白色線條的防晒商品。建議在使用了化學性防晒發現不適合後，再改用本商品。

的差別[92]。若是如此，大家當然會想說，不必在乎SPF是高是低，總之「經常搽就對了」。

然而，代表德國的全球頂尖學術研究機關馬克斯・普朗克研究所（Max Planck Institute）等機構，對「SPF無用論」提出了反駁，但意外的是，這項研究卻鮮為人知[93]。他們認為，FDA（美國食品藥物管理局）只看到了隔離率，而未將紫外線穿透皮膚的量列入考慮。

隔離紫外線的比例確實是一大重點，但更重要的是實際上有多少有害光線接觸到皮膚。研究團隊從這個觀點進行分析，他們用會令皮膚發紅的紫外線量下去研究，發現塗抹防曬劑的皮膚在各防曬係數下的紫外線穿透量，分別為SPF15＝百分之六點七，SPF30＝百分之三點三，SPF50＝百分之二點零。從穿透量來看，SPF還是有其意義的。

紐約大學朗格尼醫學中心（NYU Langone Medical Center）進行過一項測試，他們讓每一名受試者都各使用一半的SPF50和一半的SPF100防曬劑，報告顯示在百分之五十五點三的人身上，塗了SPF50那半邊的曬得比較黑[94]。這雖然稱不上是決定性的證據，但**還是選擇SPF較高的商品比較有保障**（至少也要SPF30以上）。

關於防曬的推薦商品，如前一頁所列舉。筆者主要選擇的是不容易引起皮膚問題，同時質地清爽的品項，在商品挑選上遇到困難的人可以參考。

程度 3

搞定潔顏

潔顏是日常護膚的第一步。潔顏不僅能卸掉臉上的妝，還**能去除多餘的皮脂和老廢細胞。要保持年輕的外貌，這個步驟是缺之不可的。**

然而，潔顏的過程也會對皮膚造成很大的傷害。因為潔顏產品中的表面活性劑（Surfactant），雖能強效清除皮膚的汙垢，但同時也會去除掉皮膚上的重要必需成分，如天然保濕因子（NMF）。持續使用錯誤的潔顏產品，恐怕會使皮膚愈洗愈乾燥。

換言之，**一個好的潔顏產品，不僅要將對皮膚的刺激減到最小，還需要兼具卸除彩妝、防晒劑的功能。**接下來就來看看有哪些重點。

方法 68

看pH值挑選潔顏產品

挑選潔顏產品時，最重要的是看pH值（酸鹼性的程度）。人的皮膚若不呈弱酸性的話，就無法有效運作，因此使用鹼性成分會擾亂皮膚的修復機制，造成各種皮膚問題。

潔顏產品請務必選擇pH值五以下的商品。可以挑選有明確標示pH值的商品，也可以用pH酸鹼試紙測試自己喜歡的商品（試紙可在網路商店上購得）。覺得這些方法都太麻煩的人，不妨參考249頁所推薦的商品。

方法 69

選擇低刺激的成分

搞不清商品的pH值時，依成分名稱挑選，也是一個可行的辦法。有哪些成分對皮膚的傷害較小，請參考上方所列舉的清單。

再者，由於**多種成分混合的表面活性劑**，**刺激性較低**，因此建議選擇使用了清單中二到三種成分的商品。此外，含有硬脂酸（Stearic Acid）、礦物油、甘油、山梨糖醇等保濕成分（參考233頁）的潔顏產品，能使對皮膚的傷害減到更小。選擇商品時，也請將這項基準列入參考。

對皮膚傷害較小的潔顏產品成分
●十二烷基聚氧乙醚硫酸鈉（Sodium Laureth Sulfate） （與椰油醯胺丙基甜菜鹼〔Cocamidopropyl Betaine〕併用，則刺激性更低。） ●椰油醯羥乙磺酸鈉（Sodium Cocoyl Isethionate） ●琥珀酸（Succinic Acid）類 （月桂醇聚醚磺基琥珀酸酯二鈉〔Disodium Laureth Sulfosuccinate〕等。） ●肌氨酸（Sarcosine）類 （醯基肌氨酸鈉〔Sodium Cocoyl Sarcosinate〕等） ●葡萄糖苷（Glucoside）類 ●甜菜鹼（betaine）類 ●椰油來源的表面活性劑 （椰油醯兩性基乙酸鈉〔Sodium Cocoamphoacetate〕等）

方法 70

透過洗完臉的膚感挑選

挑選適合自己的潔顏產品時，洗完臉的膚感也很重要。洗完後產生紅腫乾癢等問題的商品，自然不用多說。另外**要留意的是，會帶來高度「緊實感」的潔顏產品。**洗完臉後，感到皮膚十分清爽或皮膚微微緊繃時，我們往往會覺得用到了好產品，但這時候皮膚上十分重要的皮脂，很有可能已經因洗潔過度而被洗去了。最好能換成其他更溫和的潔顏產品。

沒有清爽感的商品也能將皮膚洗淨。洗完臉時，用沾濕的化妝棉輕輕擦拭皮膚後，若化妝棉上沒有附著任何汙垢，就表示洗淨力沒有問題，不需要使用更高效的潔顏產品。此時若看到有附著汙垢的話，也請不要急著換成更高效的潔顏產品。**用一次高效的潔顏產品，不如用兩次刺激性較弱的產品，這樣才能減少對皮膚的傷害。**

方法 71 潔顏注意事項

關於潔顏的其他重點，筆者整理列舉如下，請各位一併參考。

潔顏的推薦產品
CeraVe, Foaming Facial Cleanser適樂膚 泡沫潔膚凝膠
這是一款含神經醯胺的凝膠型潔顏商品，適合中性肌膚或油性肌膚的人。
Cosrx Low pH Good Morning Gel Cleanser Cosrx早安弱酸凝膠洗面乳
這款商品不含香氛，溫和不刺激，十分適合皮膚有脫水傾向的人。
La Roche-Posay Toleriane Foaming Cleanser 理膚寶水 多容安泡沫洗面乳
這是一款不刺激的溫和潔顏產品，推薦乾性肌膚或敏感性肌膚的人使用。
QV Face Gentle Cleanser QV Face無皂鹼洗卸潔顏乳
這是一款含油量豐富的潔顏產品，適合乾性肌膚或皮膚脫水的人使用。
Neutrogena Make-Up Remover露得清深層卸妝濕巾
對皮膚的刺激性較低，且價格較便宜的擦拭型卸妝商品。

・**不使用熱水：**由於溫水會對皮膚障壁產生暫時性的破壞，因此這時候，表面活性劑容易對肌膚的復原能力形成阻礙。洗臉卸妝請使用微溫的水。

・**不使用潔顏工具：**洗臉刷、化妝棉和卸妝巾，對皮膚造成的傷害很大，不僅如此，若沒有定期性地更換，還會變成細菌孳生的溫床。因此還是使用表面活性劑洗臉卸妝，比較不會出問題。

・**不執著潔顏產品的種類：**

潔顏產品的種類多樣，有固體、液體、泡狀等等，但不管種類怎麼改變，功能都是一樣的。

・**磨砂類產品不要常用：**磨砂（Scrub）類的潔顏產品雖然能有效去除老廢細胞，但對皮膚的傷害也很大。最多一週使用一次以下，不適合經常使用。

・**乾性肌膚要使用含油產品：**乾性肌膚的人只要選用乳狀、霜狀等能補充油分的潔顏商品，就不容易產生皮膚問題。當然也可以使用潔顏油、卸妝油。

・**皮膚脫水或敏感性肌膚要使用含保濕成分的商品：**皮膚脫水或敏感性肌膚的人要避開刺激性強的成分，同時若選擇添加甘油、山梨糖醇等補水成分的商品，比較不會出問題。

符合前述所有條件的推薦商品，已在上一頁中介紹。表中所列的都是pH值較低，且含有優質保濕成分的商品，對於想減少肌膚傷害的人來說，是再適合不過的選擇。

程度④

促進代謝周轉

全球共通標準的護膚技巧中，最後一項要推薦的是視黃醇。**視黃醇是維生素A的衍生物，關於它的抗老化效果，至今已累積了幾十年的研究**[95]。

目前已證實的好處如下：

- **減少皺紋。**
- **減少皮膚色素沉澱（黑斑等）。**
- **治療青春痘。**
- **增加皮膚中的膠原蛋白，使表皮增厚。**
- **改善角質層，使皮膚變年輕。**

能有這麼多令人讚嘆的功效，是因為視黃醇具有促使皮膚代謝周轉（Turnover）的功效。「代謝周轉」（Turnover）**是指皮膚的完全再生，因為視黃醇能加快皮膚代謝周轉的進程，所以色素不易沉澱，還能達到美白、改善細紋的效果。**美容界中充斥各式各樣的可疑商品，而視黃醇可說是少數幾種效果能與保濕劑、防曬劑並列的成分。不過，效果愈強，副作用愈大，這是不變的道理，視黃醇也不例外。臨床實驗發現的副作用如下：

- **對皮膚的刺激性強，所以容易產生刺痛感，會產生如燒傷般的狀態。**
- **可能會因代謝周轉過度，而導致皮膚乾澀、脫皮。**
- **皮膚敏感的人，有時會有皮膚發紅的現象。**

這些副作用發生在百分之八十五到九十的人身上，若不妥善使用，反而可能只是在傷害皮膚。要想與視黃醇和平共處，有幾項重點必須注意，以下筆者將一一介紹。

方法 72

視黃醇要從濃度百分之零點三開始嘗試

選擇添加了視黃醇的面霜或保養液時，**請從低濃度的商品開始嘗試，邊使用邊確認皮膚是否有出現泛紅、乾燥的現象。**筆者是連濃度百分之一的商品（Life-Flo廠牌的Retinol A），使用後都發生了脫皮現象，所以現在使用的是Dermaroller廠牌濃度百分之零點三的視黃醇。

若使用百分之零點三的商品還是引發了皮膚問題，也可以到皮膚科，請醫師開百分之零點零五的維A酸（Tretinoin，視黃醇的同功異構物）的處方簽。無論如何都請勿在皮膚有異狀時，照常使用視黃醇。

方法 73

以半顆豌豆仁大小的用量觀察後續情形

想當然耳，視黃醇的用量愈多，副作用也會愈大。皮膚敏感的人請從大約半顆豌豆仁大小的用量開始使用，沒有產生任何問題，就休息一到兩天，再試著增加少許用量，可反覆這樣的步驟下去。若是以預防皺紋、色素沉澱為目的，則最多只要每隔三到四天使用一次即可。

方法 74

使用時小心時間間隔

視黃醇造成的變化不會立刻顯現，從使用到出現效果，中間會有二十四至四十八小時的間隔時間。塗抹視黃醇後，隔了幾小時沒有出現副作用，也不要高興過早，請持續觀察兩天左右。

方法 75

先抹一層油

要使用視黃醇前，請先塗上一層油。隔一層油會讓皮膚放慢吸收的速度，因此也比較不會出現副作用。油可選用荷荷芭油、凡士林等，沒有種類上的限制，請使用自己慣用的產品。

方法 76

不要在濕皮膚上使用

在濕的皮膚上使用視黃醇，有時會造成成分的過度滲透。理想的做法是，洗臉後先在皮膚上塗上油，隔二十到三十分鐘後再使用視黃醇。

方法 77 三十分鐘後沖洗掉

雖然有些人即使皮膚上塗了一層視黃醇過夜，皮膚也沒有出現問題，但**一般而言，還是建議在塗抹三十分鐘後沖洗掉。**在前人研究中，有研究者比較維A酸只塗抹三十分鐘，和塗抹後放著不管的差別，結果發現兩者對於治療青春痘的效果是一樣的[96]。視黃醇並非「使用愈久愈好」的東西，因此三十分鐘後沖洗掉，減少對皮膚的刺激，是比較保險的做法。

方法 78 一定要使用防晒劑

使用了視黃醇的皮膚，容易變得敏感，因此防晒劑的使用就變得格外重要。請將防晒劑雙層塗抹（241頁），做好萬全的抗紫外線對策。

綜合上述方法，視黃醇的使用重點如下：

❶洗臉後先塗一層油，並等待數分鐘。
❷等皮膚沒有水分後，取約半顆豌豆仁大小的乳霜，均勻塗抹。
❸等待二至三天，觀察皮膚有無出現異狀。
❹沒有任何問題的話，就可從以下方法中擇一實行：❶不使用油，直接塗抹在皮膚上，❷增加視黃醇的用量，❸增加使用頻率，並再次觀察有無出現副作用。

基本上就是透過反覆執行以上過程，找出最適合自己的用量。**視黃醇使用得當的話，將是所向披靡的抗老法寶，請大家務必找出最適合自己的用量。**

CHAPTER 8

脫洗腦

——擁有不老外貌的人有著什麼樣的心態？

技法 4 脫洗腦

長壽。免疫力。自信

「快樂的人比較長壽。」（Happy people live longer.）

在抗老科學的世界中，有著這麼一句歷久不衰的名言。

愈是樂觀又對人生積極的人，愈能保持年輕的外貌，鮮少生病，健康而長壽……那句格言就是將這樣的觀念去蕪存菁而成的。

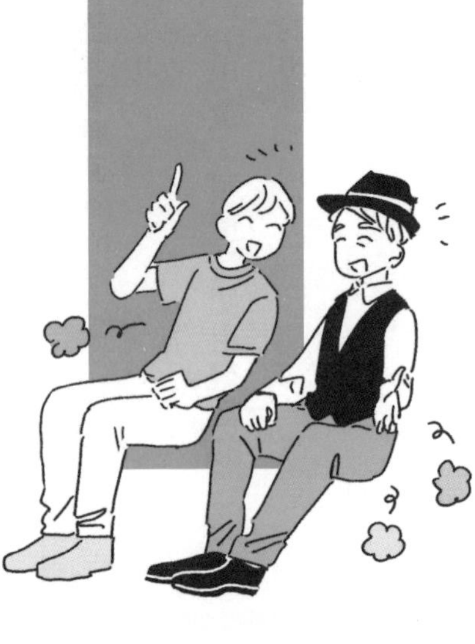

「愈樂觀的人愈長壽」是眾多研究調查共同指出的事實，其中相當知名的是，哈佛大學對七萬零二十一人的健康數據所進行的一項分析研究[97]。研究團隊先詢問受試者「即使在不明朗的時局下，你也會認為未來會好轉嗎？」等等問題，測試他們的樂觀程度，然後進行大約八年的追蹤調查，並比較整體的死亡風險。結果令人十分驚訝，**比起悲觀的人，樂觀的人生存率高出百分之二十九，罹癌風險少了百分之十六，較不易受傳染病傳染的比例則高了百分之五十二。**

在哈佛大學等機構對七萬一千七百二十人所進行的類似研究中，結果也顯示**樂觀的人比悲觀的人壽命長百分之五十至七十，樂觀思考的好處幾乎是無庸置疑的**[98]。

幸福的人看起來比較年輕的原因，雖然尚未完全確認，但多數研究者都強調了以下三個重點：

❶幸福感高的人更積極活動，無意間提高了運動量。

❷樂觀的人即使面臨不幸事件，也能立刻振作起來。

❸樂天主義使得壓力減少，免疫系統得到改善。

CHAPTER8 脫洗腦

也就是說，樂觀思維能自然調整生活型態，還能療癒平日的壓力，因此對生理性的功能產生了正面影響。

可以毫無根據地相信「未來一片光明」的人，確實比無止境地懊惱過去、擔心未來的人，**更沒有人生壓力，光是這一點就能減少身體上的傷害。**

不是因為年輕而快樂，是**因為快樂而年輕**。這是現階段我們的科學得出的結論。

讓現代人老化的「老年歧視」

可能有不少人，再怎麼聽到別人說「樂天主義很重要」，還是會對這個想法有所抗拒吧。

在工作或家庭中犯了錯，任誰都會陷入沮喪，如果心情可以說變就變，那還有誰會痛苦。長年以來都是負面思考的人，一般都很難想像自己變得樂觀，會是什麼樣子。

此外還有一個問題，那就是現代社會特有的**「老年歧視」**（Ageism）。簡單來說，「老年歧視」是指「對老化的負面印象」，例如「高齡者是社會中的弱者」「年紀大了全身都會出毛病」「老人就是頑固」，這些否定性的印象，全都屬於老年歧視。除了社會將老人視為弱者外，老年歧視還包括，高齡者覺得自己「老了不重用」的自我貶抑。相反的，身邊的人對年長者過度保護，也算是老年歧視。

不要想說這只是單純的印象而已，對老化的印象好壞，足以左右你的不老與否，以及壽命長短。

讓我們來看一項耶魯大學對四千七百六十五名男女所做的追蹤研究[99]。研究團隊對受試者進行四年追蹤，調查無論到了幾歲都不易罹患失智症的人，有什麼特徵。針對其結果，研究團隊表示：

「對老化的想法正面的人，失智風險較低。或許是正向思考能舒緩壓力，而能對失智症產生防護牆的效果。這項結果顯示出對抗老年歧視的重要性。」

舉其中一項具體數字為例，對於年紀增長抱有「經驗豐富」「深思熟慮」等正面印象的人，罹患失智症的機率低百分之四十九點八。這個數字甚至能媲美運動或飲食習慣帶來的改善效果。

其他還有很多數據，都在在指出老年歧視的危險性。一項二〇〇二年的類似調查指出，對年齡增長持正面態度的高齡者，比持負面態度的高齡者，平均多活了七點五年[100]。無關乎富裕程度與過去病史，只要是對年齡增長持正向態度的受試者，壽命都比較長。

長壽地區鮮少有老年歧視

義大利卡利亞里大學（University of Cagliari）曾針對住在薩丁尼亞島上一百歲以上的老人進行研究。該研究得到了十分有趣的結果[101]。研究團隊詢問該島的居民每個人各自的生活型態，同時也一併確認他們平日的幸福程度以及對人生的看法。研究團隊發現的最大重點如下：

「在薩丁尼亞島上，人們不但不會將老人視為包袱，還會認為他們是寶貴知識的傳承者，因為老人是建構社群的重要資源之一。同時，親人、鄰居也會積極與老人交流，讓他們每天都有機會與年輕人接觸。」

薩丁尼亞島幾乎不存在老年歧視，**即使年紀愈來愈大，也會被視為家庭的中心，繼**

續受到尊敬。這正是創造出這個全球屈指可數的長壽地區的其中一項重要因素。

實際從人口統計學的調查來看，會發現薩丁尼亞島的生活絕非富裕，當地沒有比其他地區更先進的醫療，居民也非天生繼承了特別有利的基因。除了擁有大自然環繞以及地中海飲食的優勢外，不負面看待年齡增長的風土民情，也是讓老人們健康長壽的重要支柱。

雖說如此，我們的思想猶如長年累積而來的「慢性病」，不是突然說「要對老化抱持正面印象」，就能輕易改變的。尤其，現代社會中，充斥著對「年老」做出負面解讀的新聞、圖像，光是要對抗這些壓力，就很不容易了。

因此，這個部分的最後一章，就以**「脫洗腦」**（Deprogramming）為題，教各位如何洗刷我們腦中已被灌輸的老化負面印象。這將會幫助你的大腦擺脫老年歧視，提高樂觀力，因此是非常重要的一個步驟。請各位一邊留心於自己內在的老年歧視，一邊用愉快的心情實踐這些方法。

程度 1

減少檢查儀容的次數

出外時，用公共廁所的鏡子確認自己的皮膚狀況；一邊看著倒映在窗戶玻璃上的自己，一邊整理髮型；把智慧型手機的內建照相功能當成鏡子，隨時隨地加以確認——應該不少人會像這樣下意識地檢查儀容吧。雖然在現代，這是十分稀鬆平常的光景，但這些行為確有可能侵蝕我們的心理。

方法 79

減少照鏡子的次數

「脫洗腦」要學習的第一件事，就是養成「減少照鏡子」的習慣。

美國佛羅里達大學（University of Florida）等機構曾做過一項有趣的實驗[102]。她們找來八十四名女性大學生，指示其中一半的人「減少檢查儀容的次數」，並調查兩週後產生了什麼樣的變化。

該研究中對「檢查儀容」的定義，不限於「利用鏡子確認自己的容姿」，還包括以下行為：

- **詢問朋友：「我今天穿的衣服好看嗎？」**
- **用穿搭、化妝等技巧，遮掩自己不喜歡的身體部位。**
- **和他人比較外貌的年輕程度，並感到開心或難過。**
- **頻繁地補妝或整理髮型。**

這些應該都是許多人會在下意識中做出的行為吧？而研究團隊認為，這些「檢查儀容」的行為，會在不知不覺中降低我們的幸福指數。

結果正如預期，**被限制「檢查儀容」次數的實驗組，對自己身體的不滿意，以及對**

老化的負面印象大大減少，自尊反而升高了。雖然這是一項還在初步階段的研究，但若一個人時時刻刻都在擔心自己的儀容，那麼他心中會積累多少不滿意，也是可以想知。

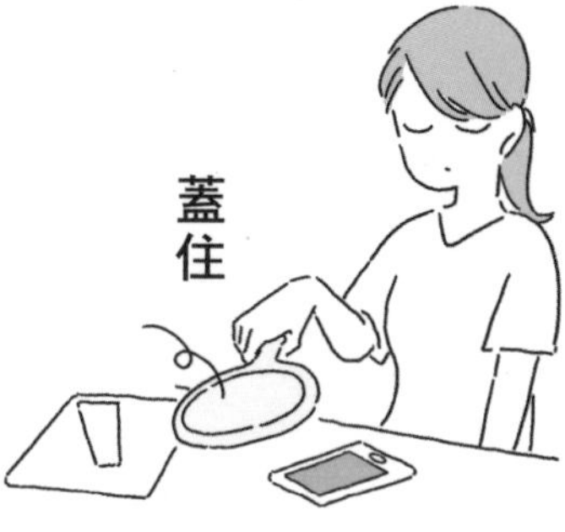

如果你發現自己也是這樣的人，就請盡量減少檢查自己的容貌和年輕程度的次數。**建議可在智慧型手機的提醒事項APP中，輸入「不要檢查容姿」提醒自己。**

程度 2 忌用社群網站

近年來，社會學等學界開始指出，社群網站就是「老年歧視的溫床」。因為愈來愈多數據顯示，知名人士或上流人士天天在Instagram、臉書上更新的照片，會在我們腦中植入對「年老」的負面印象，並灌輸對容貌的否定性印象。

其中一項精密度相當高的研究，應屬澳洲福林德斯大學（Flinders University）對二十篇前人研究進行分析的系統性文獻探討[103]。他們將大量關於社群網站的不良影響的資料加以歸納，獲得大規模的結論，內容的可信度相當高。

其重點為，第一，社群網站的使用，與對自己身體的不滿意及憂鬱症狀，呈現正相關。使用社群網站的時間愈長，「我老了」「我的長相不如別人」等自卑感會愈提高，進而造成心理逐漸生病。

第二，以照片和影片為主的社群網站容易造成自卑感，這一點也得到了證實。一下看到網紅、網美們沒有一絲皺紋的加工照，一下看到以光滑無瑕的皮膚、凍齡般的容姿為賣點的名人，不斷接觸這些脫離現實的照片，似乎會使腦中的形象產生扭曲，造成身心也受到打擊。

方法 80 減少使用Instagram

英國皇家公共衛生學會（Royal Society for Public Health）曾做過一項調查，大約以一千五百名男女為對象，該調查的結論也指出**「Instagram比臉書、推特更容易讓人對外貌感到愈來愈不滿意」**，並提醒大眾注意以照片為主的社群媒體所帶來的不良影響[104]。不想讓自己一味地嫌棄自己的外貌，就該定期「忌用社群網站」，定期性地停用Instagram、臉書。

雖說如此，關於社群網站的研究時日尚淺，現在還沒有人明確告訴我們，該忌用到什麼程度。因此，這裡筆者就參考目前手上的最優質的資料，替大家定出一個參考指南。

- **數位產品的使用時間一天最多一小時：多份資料皆指出，使用智慧型手機的頻率，從超過一天一小時左右起，就會開始對心理造成不良影響[105、106]。需要注意的是，這些資料都不是單純以社群網站為對象，請先以這個時間當作參考標準。**

・定期性地忌用社群網站一週：根據丹麥幸福研究機構（Happiness Research Institute）所做的調查，完全禁止使用社群網站一週的受試者，幸福指數上升了百分之十八[107]。這也是一篇初步的研究，因此無法斬釘截鐵地告訴各位一定有效，但各位不妨一邊嘗試每個月忌用社群網站一週，一邊確認自己的心理狀態有無產生變化。社群網站絕非百害而無一利，但許多人因臉書、Instagram而陷入對外貌的自卑感中不可自拔，也是不爭的事實。現階段來說，對於社群網站的使用，請保持一段安全距離。

程度 3 裝年輕

「裝年輕」雖然也會帶給人一種負面印象，但說到抗老化時，可就不能等閒視之了。**因為年輕的打扮能讓我們的心智乃至肉體，都得到逆齡的效果。**

證實這項效果的是哈佛大學的研究團隊，他們以五十到兩百名男女為對象，做了五項實驗，調查「裝年輕」對老化的影響[108]。

該研究中首先發現的是，**單純改變髮型或髮色，不僅能讓我們的心情變好，還能讓我們的身體狀態產生正面變化。**女性在將髮型改變成年輕造型後，全員悉數出現血壓下降，身體轉換成放鬆狀態的結果。

這項實驗最有趣的是，研究團隊將改變髮型的受試者的大頭照加以修改，去除照片中的頭髮部分，並讓第三者對其魅力度打分數，結果得到「看起來比以前年輕」的評價。換言之，即使將「新髮型」這項重要資訊去除，光憑表情、皮膚來看，也會帶給別人變年輕的印象。裝年輕的效力實在是不容小覷。

哈佛大學的團隊在過去也做過類似的實驗，他們請七十到八十九歲的男女，穿上二十年前的流行服飾，並觀賞、聆聽當年的電影和音樂，**一週後受試者的大腦資訊處理能力提升，全身的發炎程度下降，運動能力也出現了改善**[109]。

其他很多資料也顯示出了心情上的年輕與老化的相關性，其中有以下現象獲得證實：

- 強烈認為「自己老了」的人，比不這麼想的人，死亡率提高百分之四十一，看起來也比實際年齡平均老上五歲[110]。
- 感覺自己比實際年齡還老的人，在後來的二至十年內罹患各種疾病的比例，提高百分之十到二十五[111]。
- 髮量稀疏的男性，比髮量正常的男性，更容易失去年輕的心情，因此不但更早看到老化的徵候，攝護腺癌、心臟病的發病率也較高。
- 覺得自己還年輕的人，自我效能感（Self-Efficacy）較好，在社會上的表現也比較佳[112]。

這些數據都是來自觀察性的研究，因此不代表「覺得自己年輕就會比較長壽」已經得到證實，關於這點在詮釋上必須特別注意。但實際上，有許多老化的研究者都指出「心情上的年輕」能預防身體與心靈的老化。

可能是**因為覺得自己年輕的人，會更留心於自我照顧，生活上的壓力也比較低吧。**抗老化的第一步，從「裝年輕」開始做起，也是個不錯的選擇。

CHAPTER 8 脫洗腦

方法

81

模仿同年齡層的穿搭達人

「裝年輕」雖然好處多多，但穿著與實際年齡相差太多的服裝，或頂著一頭對流行追求過頭的髮型，不見得就是好事。一個不小心會變成挑戰年輕不成，反倒讓周遭的人覺得你格格不入。

因此多數心理學家推薦的做法是「模仿同年齡層中善於穿搭的人」。

只要在同年齡層裡找找看，就一定能發現髮型和打扮都氣質脫俗的人。對方可以是名人，也可以是同事，請盡量模仿這些人的外在打扮。長久以來的服裝或髮型，即使只有稍微做改變，也能大大改變心情，而這樣的變化一定能讓你的身心返老還童。

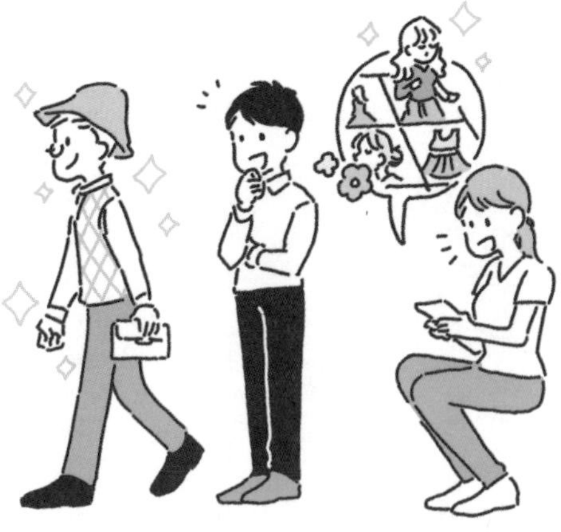

程度 4
身心工作

身心工作（Mind-Body Work）是指在運動身體的同時也照顧到心靈的活動，其中最具代表性的活動是「瑜伽」和「太極拳」，這兩者的共通點為一邊做著緩慢的動作，一邊深呼吸及控制專注力，藉此讓心神穩定下來。

方法 82
做「瑜伽」或打「太極拳」

一直以來我們都知道，這類運動對心智的改善效果極佳，佛羅里達大西洋大學（Florida Atlantic University）對三十二篇文獻進行探討後，得到的結論是，幾乎在所有文獻中都顯示**「瑜伽或太極拳能減少憂鬱及焦慮」**[113]。

近年來，**也開始有人提出「身心工作能有效減緩老年歧視」的見解**。例如，在二〇一八年的一項研究中，研究者針對學習瑜伽至少一年以上的男女進行訪談，其中有百分之八十三的人都回答說，他們的身體意象（Body-Image）因此得到了改善[114]。另一項實驗是讓女性受試者參加為期十週的瑜伽課程，受試者在實驗結束後，對身體的滿意度也出現了改善[115]。大多數的受試者都在持續練習瑜伽的過程中，接受了自己身體上的缺點，並且逐漸不再羨慕他人的年輕和美貌。

對於這樣的效果，大多數的研究者認為**「原因可能是他們透過瑜伽，加深了對自己外貌的理解」**。做瑜伽若要讓姿勢正確，就必須在緩慢的動作中，反覆觀察自己的身體。在反覆的練習下，**大腦被輸入關於身體的正確資訊，進而改善了被媒體及社群網站所扭曲的身體意象**。

從這個角度來看，只要是能讓我們靜下心來觀察自己身體的運動，無論是哪種型態，應該都能得到類似的效果。雖然得到最多驗證數據的是瑜伽，但其他像彼拉提斯、合氣道、身體掃描冥想（參考213頁），也都值得一試。

你當然可以去報名參加瑜伽、冥想的課程，接受老師的親自指導，但其實在家裡一邊看影片分享網站上的教學影片，一邊跟著做就夠了。請先從一天做十五至三十分鐘開始，持續實踐兩週，並觀察你的身體意象是否得到了改善。

程度 5 正面身體意象

「正面身體意象」是荷蘭馬斯垂克大學（Maastricht University）的心理學團隊所開發出的改善心理的方法，實驗對象主要是女性，結果顯示這個方法確實能改善受試者對自身外貌的否定性印象[116]。前面也屢次提及「身體意象」一詞，這裡就來說明一下其重要性。

身體意象**是心理學的術語，用來表示「一個人對自己的**

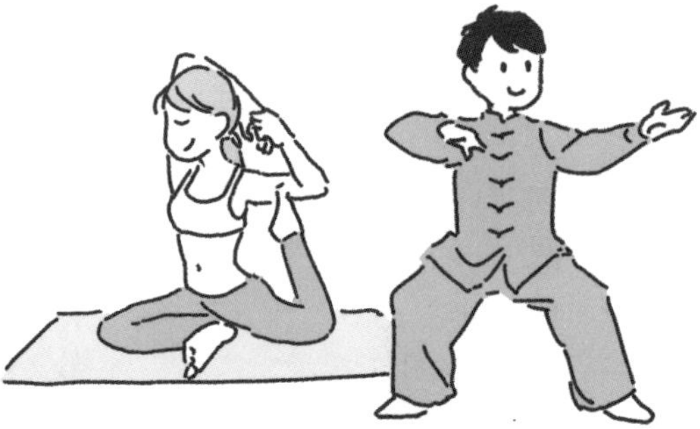

瑜伽、太極拳能減少憂鬱及焦慮。

外貌抱有什麼樣的看法」。例如，一個人可能會因為「我太胖了……」「我的皺紋增加了……」等想法而悶悶不樂，或是為了改善體型而過度節食，但當這種行為過多時，那麼這個人就是「身體意象不佳」。現代人應該或多或少都有這樣的問題。

然而，它會帶來嚴重的不良影響，放任不管的話，就會產生以下各種問題：

・**容易發胖**：佛羅里達州立大學（Florida State University）曾做過一項以四千人為對象的研究調查，結果發現厭惡自己外貌的人，四年後體重增加的比例是二點五倍[117]。雖然原因尚不明確，但研究團體認為，可能是否定性的身體意象，會使壓力荷爾蒙增加，進而導致攝食過度。

・**容易被困境打倒**：也有報告指出，受試者中對自己外貌中不喜歡的部位無法接納的人，容易被平日的困境打倒，也容易產生進食障礙[118]。反之，可以接納對外貌中的缺點的人，則多半能強韌地面對人生的困境，並保持樂觀。

多數人就算對自己的外貌不到厭惡的程度，恐怕也會有下意識檢查儀容或對自拍照加工等行為。建議在事態惡化之前，實踐「正面身體意象」，定期進行心靈保養。

方法83

將焦點放在身體的「功能」而非外貌上

這裡就要來介紹正面身體意象的實踐方式。這個練習是透過每天完成一項任務，讓你從自身容貌的「否定性信念」中解放。一天只需要短短的五到十分鐘，因此不必嚴肅看待，請抱著輕鬆的心情加以實踐。

・第一天：思考身體功能

第一天請試著思考你的身體有哪些「功能」。「功能」是指能用你的身體執行的一切行為，例如，「走」「吃」「聽」「看」等生存所需的能力，除此之外，還包括「跳舞」「畫畫」等創作性的技能。請你思考：**「我能用我的身體做到什麼事？」**並將答案列舉出來，想到什麼就寫什麼，至少列出十項。

列出答案後，接下來請根據直覺，挑選出五個你覺得「這個對我來說很重要」的功能，再根據每項功能一一思考：**「這項身體功能對我而言有什麼意義？」**

例如，「如果不能聽音樂，人生會有多無聊？」「如果不能淋浴，身上會累積多少壓力？」「如果不能看書？」像這樣逐一檢視你的身體功能所帶給你的利益。這個階段不必過度深入思考，隨興發想即可。

・第二天：思考關於感覺與運動

第二天要做的是，將你的身體所擁有的「功能」，分成「感覺」和「運動」兩類，並詳細地向下挖掘。請以下列的例子為參考，思考：「我的身體能做出什麼樣的運動？」「我的身體能發揮什麼樣的感覺？」並分別列出五項你覺得很重要的功能。

- **運動類功能（「走」「跑」「抓」「扔」「散步」「彎手指」「保持平衡」等等）**
- **感覺類功能（「聽」「看」「品嚐味道」「享受快感」「感到疼痛」等等）**

列舉完，請跟第一天一樣思考：「這些身體功能在我的生活中有什麼意義？」「為何這些功能對我來說很重要？」並花五分鐘左右的時間寫下答案。「不能走路無法去上班」「沒有『看』的功能就無法欣賞電影」等等，不用在意文章結構或文法，想到什麼就寫什麼。

・第三天：思考關於健康與創作

第三天要做的是，將你覺得重要的身體功能，根據「健康」與「創作」這兩項分類，分別各寫出五種。

・健康類功能（「消化食物」「流汗」「流淚」「自我痊癒」「消化」等等）

・創作性功能（「跳舞」「畫畫」「觀賞」等等）

接著請跟第二天一樣思考：「這些身體功能在我的生活中有什麼意義？為何對我來說很重要？」並花五分鐘左右的時間寫下答案。

・第四天：思考關於自我照顧與人際關係

第四天要做的是，將你覺得重要的身體功能，根據「自我照顧」與「溝通交流」這兩項分類，分別各寫出五種。

・自我照顧類功能（「睡覺」「淋浴」「抱寵物」等等）

CHAPTER8 脫洗腦

・溝通交流類功能（「說話」「做手勢」「微笑」等等）

接著同樣地，請思考：「這些身體功能在我的生活中有什麼意義？為何對我來說很重要？」並花五分鐘左右的時間寫下答案。

・第五天：總結身體功能

經過前四天的思考，這時候你應該對於平日自己身體所發揮的功能，有了更深刻的理解。因此最後一天就請花五分鐘時間，思考一下以下兩個問題：

・截至今日，人生中有哪些成就，是多虧自己身體才能夠達成的？

・為了每日的生活所需，自己的身體發揮了哪些作用？

如此一來，「正面身體意象」的練習就大功告成了。關於這項練習為什麼能改善身體意象，馬斯垂克大學團隊的說法是「因為許多人只關注身體的『外觀』，而沒有思考過身體的『功能』」。

多數的現代人往往在媒體及社群網站的耳濡目染下，過分在乎自己的體重及容貌上是否年輕，而不自覺地產生了各種對身體的否定性思考，像是「這裡竟然長了皺紋」「我看起來比那個人老」等等。

而正面身體意象的訓練，是將焦點從「外觀」切換到身體「功能」，因此在經過這項訓練後，我們就能將我們的意識從原本所在意的「我的外貌如何」，**轉換成著眼於「我的身體能做到哪些事」「如何使用自己的身體達成目標」**。於是，我們就能弱化自己對外貌的執著，並慢慢地改善自己的身體意象。

從今天起，每當你內心出現否定性的想法時，就請試著思考：**「自己的身體功能是什麼？」**光是這個小小的舉動，也能讓不知不覺中受損的身體意象，得到改善。

PART 4

行動藍圖

▼ 正確地實踐

我們需要花很長的時間才能變年輕。

——巴勃羅・畢卡索（藝術家）

我們人類是一種因選擇暴增而變得無從選擇的生物。看到前面所介紹的八十三項方法，或許會有很多人會變得不知從何下手。

然而，**因為每項方法背後的檢驗數據，在質與量上各不相同，有效程度也大不相同**。各位若想從本書中的第一項方法開始依序實踐，也沒有問題，但當然還是從數據與效果俱佳者開始嘗試，比較容易看到成效。

因此，本章就要來**向各位介紹，將所有方法落實在平日生活中的四種行動藍圖**。筆者從八十三項方法中，揀選出特別有效的項目，根據「適合初學者」「改善皮膚」「增強體力」等不同目的，整理歸納出該從哪些方法開始著手，提供讀者們作為參考。

CHAPTER 9

行動藍圖——以最短路徑達成目標

標準行動藍圖

這個行動藍圖適合抗老化的入門者。其中各個項目，是從多數人都能感受到顯著效果者開始依序排列，因此過去從未實踐過抗老術的人，或是經常莫名感到身體不適的人，請從這一項開始著手。

步驟1 改善睡眠環境

最輕鬆且能明顯感到效果的，就是改善睡眠環境。請先達成「睡眠檢查表」（196頁）中好眠環境檢查的每個項目；行有餘力的話，請接著再挑戰好眠行為。只不過，**睡眠受到**

認知影響極大，所以當你改善環境後，卻沒看到起色時，建議可在睡前導入「大腦傾存」（216頁）或「身體掃描冥想」（213頁）的練習。

步驟② 增加活動量

將睡眠環境調整好後，接下來要做的就是運動。其中最重要的就是「NEAT計分」（64頁），目前沒有在做任何運動的話，就以總分超過十五分的生活型態為目標。白天會因工作或其他因素而大量活動身體的人，則可以從「間歇健走」（76頁）開始著手。

順帶一提，快步健走時，若搞不清楚「有一點吃力的行走」應該要走多快，那麼**把Google或Apple的地圖APP當作配速工具來使用，也是一個辦法。**這些APP上出現的「預估抵達時間」，會比一般行走速度還要快一點，因此只要走到時能趕上顯示的時間，就能實踐負荷稍微高一點的健走。

步驟 ③ 徹底實踐護膚工作

第三容易出現成效的是，徹底實踐護膚工作。請先根據第七章的推薦產品，挑選適合自己膚質的保濕劑、防晒劑、潔顏產品，將護膚工作變成每天的習慣。使用視黃醇的難度較高，可以暫時不碰。**等到覺得自己皺紋太明顯時，再來考慮要不要購買即可。**

步驟 ④ 提升飲食品質

若是一直以來毫不忌口的人，這個步驟就**可以從「品質稍加提高」**（154頁）**或「地中海飲食」**（157頁）**開始著手。**請將你的飲食習慣調整成地中海飲食分數的六至七分，至少實踐四週後，確認自己的膚質與心神狀態是否有改善。值此同時，增加攝取多酚（93頁）和含硫化合物（97頁），藉此為細胞注入活力，也會帶來很好的效果。

步驟 5 加強運動的負荷或實踐斷食法

步驟5是進一步利用「SIT模式」（78頁）加強運動的負荷，或將「TRF」（103頁）等斷食法變成一項生活習慣。從數據來看，很難說哪個更好，所以請選擇自己比喜歡的、較容易持之以恆的那一個來實踐，當然也可以兩個一起實踐。

實踐到這裡，你的抗老化程度已經在平均水準之上了。接下去，你可以繼續增加運動量，也可以繼續提升睡眠品質，只要逐步加強自己的弱點即可。

增強體力的行動藍圖

容易疲勞，無法專注的人，或許優先提升自己的體力比較好。實踐「增強體力的行動藍圖」，打造出一副不易疲勞的身體。

步驟 ① 加強抗壓力對策

現代社會中為疲勞所苦的人，**往往不擅於處理精神上的壓力**，至於身體不夠強健反而是其次。請先實踐「身體掃描冥想」（213頁）或「大腦傾存」（216頁）等練習，養成定期清理心理壓力的習慣。若同時實踐「身心工作」（274頁）的話，將能擁有更高的抗壓性。

步驟 ② 逐步刷新運動上的極限

當你知道什麼是處理壓力的感覺後，就請開始增加實際的活動量吧。沒有運動習慣的人，請從「健走」（73頁）開始一點一點地提高負荷。「負荷要提高到什麼程度為止？」其實這個問題很難回答，但根據前面提到的統合分析（73頁），進行健跑、游泳等激烈運動的人，死亡率比不運動的人低百分之四十八。不過，訓練過量是大忌，千萬不要急於一時，但以長期來看，最終目標最好是一週能完成二至三次等級與「HIIT-WB」（81頁）相同的高負荷運動。

最近期的研究發現，有些人大腦中接收嗎啡樣物質的受體，天生就比別人少。**這類人很難透過高負荷運動得到幸福感，無法體驗一般所說的「跑步者的愉悅感」（Runner's High）**[1]。這樣的人很有可能無法享受高負荷的運動，因此請將努力的方向放在實踐「HIIPA」（69頁）上，並慢慢提高其負荷。

步驟③ 透過飲食促進身體復原

要讓運動後的傷害復原順利進行，就需要攝取蛋白質和醣類。請務必根據「蛋白質的最佳攝取量」（174頁）與「蔬菜和水果的攝取量」（164頁），攝取適量的營養素。如果早上一覺醒來還是無法消除疲勞時，就有可能是訓練過量或營養不足所致，這時不妨多攝取一些醣類。

步驟④ 檢驗體力的成效

習慣「漸進運動」（58頁）後，請每隔一個月檢驗一次成效。確實感受到自己的體力變化，不但能讓你更有動力持續下去，還能對運動負荷的合適與否有所把握。值此同時，也請透過飲食與舒緩壓力來預防訓練過量，並根據測試的結果逐步調高運動的負荷。測量體力的方式不勝枚舉，不過，如果只須概略性的了解，那麼以下兩種方式就很足夠：

- **十二分鐘跑步測試：**這是用來判斷心肺功能高低的測試，廣泛使用於健身界中。盡量

以12分鐘健跑測量心肺功能的參考標準

年	性別	非常好	好	普通	差	非常差
13-14歲	男性	2700m～	2400-2700m	2200-2399m	2100-2199m	～2100m
	女性	2000m～	1900-2000m	1600-1899m	1500-1599m	～1500m
15-16歲	男性	2800m～	2500-2800m	2300-2499m	2200-2299m	～2200m
	女性	2100m～	2000-2100m	1700-1999m	1600-1699m	～1600m
17-19歲	男性	3000m～	2700-3000m	2500-2699m	2300-2499m	～2300m
	女性	2300m～	2100-2300m	1800-2099m	1700-1799m	～1700m
20-29歲	男性	2800m～	2400-2800m	2200-2399m	1600-2199m	～1600m
	女性	2700m～	2200-2700m	1800-2199m	1500-1799m	～1500m
30-39歲	男性	2700m～	2300-2700m	1900-2299m	1500-1899m	～1500m
	女性	2500m～	2000-2500m	1700-1999m	1400-1699m	～1400m
40-49歲	男性	2500m～	2100-2500m	1700-2099m	1400-1699m	～1400m
	女性	2300m～	1900-2300m	1500-1899m	1200-1499m	～1200m
50歲～	男性	2400m～	2000-2400m	1600-1999m	1300-1599m	～1300m
	女性	2200m～	1700-2200m	1400-1699m	1100-1399m	～1100m

伏地挺身測試的次數參考標準

年齡	性別	20-29歲	30-39歲	40-49歲	50-59歲	60歲～
絕佳	男性	55以上	45以上	40以上	35以上	30以上
	女性	49以上	40以上	35以上	30以上	20以上
良好	男性	45-54	35-44	30-39	25-34	20-29
	女性	34-48	25-39	20-34	15-29	5-19
普通	男性	35-44	25-34	20-29	15-24	10-19
	女性	17-33	12-24	8-19	6-14	3-4
差	男性	20-34	15-24	12-19	8-14	5-9
	女性	6-16	4-11	3-7	2-5	1-2
非常差	男性	19以下	14以下	11以下	7以下	4以下
	女性	5以下	3以下	2以下	1以下	0

選擇一個平坦且能持續跑步的場所（也可以使用跑步機），測量自己在十二分鐘內可以跑幾公尺。請根據前一頁的表格判斷測試結果。**心肺功能至少要維持在「好」的程度，才能達到抗老化的效果。**

・伏地挺身測試：這是用來檢查肌肉功能的測驗。這個方式也受到世界各國的醫學會所採用，能簡單地測試出肌耐力，同時也具有一定程度的精確度。

男性在做的時候，雙臂與肩同寬，並以一般的伏地挺身方式進行，數自己最多能做多少次。女性在做的時候，以膝蓋著地的屈膝伏地挺身方式進行即可。性別與年齡的參考標準如上表所示。

改善外貌的行動藍圖

這個行動藍圖是以提升外貌上的年輕為重點。莫名缺乏活力，或看起來比實際年齡大的人，請從此項開始著手。

步驟① 以運動逐步刷新極限

對「年老」的負面印象帶給我們的影響，比我們想像的更嚴重。若是一想到自己已經上了年紀，就不抱希望的話，自然會變得做事沒有動力，或者反過來因為過於崇尚年輕力壯，而搞得自己壓力很大。你若是有這種傾向的人，建議先從改善對「年老」的印象開始做起。

請把正確的「裝年輕」（270頁）當作基本功，同時養成「減少儀容檢查」（264頁）的習慣，並定期性地「忌用社群網站」（267頁）。倘若還有餘力，也請實踐「正面身體意象」（276頁）的練習。

步驟 2 徹底實踐保濕與防晒

皮膚會大大左右外貌所散發出形象。若是過去沒有正確做好保濕的人，甚至只要在236頁中找到適合自己的商品，膚質就很有可能迅速得到長足的改善。在皮膚的保養上，保濕和防晒的影響至關重大，因此請徹底實踐這兩項護膚工作。

另外，注重美白的人，除了視黃醇之外，也可使用對苯二酚（Hydroquinone）。這是二十多年前就受到廣泛使用的美白劑，持續使用對苯二酚含量為百分之二至四的乳霜等產品，四週後就很有可能看到對色素沉澱的效果[2]。只不過，對苯二酚也是容易引起皮膚問題的成分，因此請從百分之二左右的產品使用起，並先將乳霜塗抹在手臂上放置一天，確認是否有異狀發生。

步驟 3 徹底實踐好眠行為

優質的睡眠當然也是改善外貌的重要一環。睡眠不足的第二天早晨，你的精神渙散，別人一眼就能看穿。人只要睡不好，就無法促進代謝周轉。從這個角度來看，第六章的每一項睡眠改善技法都應該實踐，不過，其中需要格外重視的是「確立好眠行為」（206頁）。

在這個項目中提到的「攝取蛋白質助眠」「利用膳食纖維打造好眠體質」等方法，效果都不單單只是改善睡眠而已。**若未攝取充分的胺基酸，皮膚就無法建立起障壁功能；膳食纖維所產生的丁酸，則是具有抑制體內發炎，預防皮膚紅腫痛癢的效果。**因此，蛋白質與膳食纖維都至少要遵守最低攝取量。

步驟 4 增加運動量

運動帶來的美膚效果，在59頁已經討論過。雖然我們還不知道哪種運動、多少運動，能帶來最佳的美膚效果，但**目前的研究指出，重量訓練與有氧運動都具有改善皮膚的功能。**

只要在戶外運動時，避免讓皮膚直接暴露在紫外線下，那麼做任何運動應該都能改善皮膚。最理想的終極目標是，把可以同時提高肌肉與心肺功能的運動，例如「HIIT-WB」（81頁），變成平日的習慣。

步驟⑤ 增加多酚的攝取

優質的飲食能實實在在地改善外貌，因此建議以達成「地中海飲食」（157頁）的八至九個項目為目標。**其中，特別建議積極攝取的是多酚，因為多酚具有預防皮膚氧化及「光老化」（Photoaging）的功效**[3]。關於哪種多酚對皮膚有益，目前專家之間並未達成共識，不過現階段來說，花青素、單寧、兒茶素、可可黃烷醇（Cocoa Flavanols）、安石榴甙（Punicalagin）等成分，都十分受到看好。具體而言，不妨多攝取藍莓、綠茶、可可、石榴等。

改善大腦功能與心理健康的行動藍圖

最後要介紹的是，改善大腦認知能力與心理健康的行動藍圖。當你持續有心情低落的感覺，或頭腦昏昏沉沉而無法順利運作的感覺很強烈時，請試著按以下步驟來改善。

步驟① 運動

提升大腦功能的根本，就是運動。運動能打造出年輕的大腦，這是眾所周知的事實，**許多文獻皆顯示，有氧運動、重量訓練可使注意力、決斷力、分析力、記憶力等大腦功能大幅提升**。

一項根據三十六篇前人研究所做出的統合分析指出，若每次進行四十五至六十分鐘比慢跑負荷更高的運動，則很有可能使大腦功能得到改善[4]。建議將目標設為比「間歇健走」（76頁）更高負荷的運動，頻率至少達到一週二至三次，一次四十五分鐘。

步驟 ② 暴露法

利用運動為腦部的運作打好地基後，就要開始常態性地對大腦施予負荷。利用「暴露法」（126頁）找出對現在的你而言程度最適宜的挑戰，每週挑戰一項新的活動。以執行的便利性而言，不妨嘗試「神經有氧操」（142頁）的腦力鍛鍊。

步驟 ③ 改善睡眠以促進資訊處理能力

要獲得正確的學習，就不能沒有優質的睡眠。我們的大腦會在睡眠中處理資訊，鞏固白天的記憶——這個理論大家應該都聽過。當腦部的功能透過運動和暴露法而得到提升後，還要能夠充分地加以發揮。要能夠充分發揮腦功能，就請把目標設定為，達成「睡眠檢查表」（196頁）中的十至十五個項目。其中像是「人生的意義」（220頁）、「冥想」等認知類活動，不僅能改善睡眠，還能活化大腦功能，因此十分建議各位積極實踐這類項目。

步驟④ 徹底實踐地中海飲食

在大腦功能的改善上，飲食和運動一樣重要。以現階段而言，有最多高品質的數據資料支持的是「地中海飲食」（157頁），其中，有一篇系統性文獻探討，在整理歸納了十八篇觀察數據後指出，愈是徹底實踐地中海飲食的人，在長期記憶、工作記憶、注意力上愈能得到提升[5]。研究團隊**特別呼籲大家注意的是，「地中海飲食」中富含的維生素B群和ω-3脂肪酸的重要性，以及飽和脂肪酸、砂糖對腦部產生的不良影響。**若想維持年輕不老的大腦功能，就請盡可能地將「地中海飲食計分表」（159頁）的總分向上提高。

後記

現代是一個被稱為「人生百年」的時代。日本人的壽命至今仍在持續提高，然而實際壽命與健康壽命之間的鴻溝，卻愈來愈拉大。日本男女的平均壽命都超過了八十歲，但抱病的期間也愈來愈長，實際壽命與健康壽命之間竟相差了九到十五年之多。

這件事實也證明了多數現代人，都未將與生俱來的潛能充分發揮。正如筆者在本書PART 1中所言，這是因為人類過去順應環境演化而來的「痛苦和復原」的循環，在現代無法有效運作，使得我們與生俱來的身體功能被封印住。

當然，每個人都會老去，都會歸於塵土，這是無人能逃避的命運，但只要使用本書介紹的方法，就有可能像薩丁尼亞島的居民，以及世界各國的超級長青族般，持續保有遠比實際年齡年輕的大腦與身體。

雖說如此，但其實本書中所介紹的，既不是顛覆常識的新奇技巧，也不是能破解人體機制的大絕招，而是一些將已確立的知識徹底向下挖掘而來的、可稱為「主流的最前線」的技術。科學的結論當然會隨著時代而改變，但愈基本的知識，愈不容易被淘汰，因此耐用年分也愈長。

沒有必要苦苦等待抗老化的夢幻新藥或保健品，因為你所需要的抗老能力已經在你體內了。希望各位都能透過本書介紹的技巧，釋放沉睡在自己體內的功能，實現屬於你的優化人生。

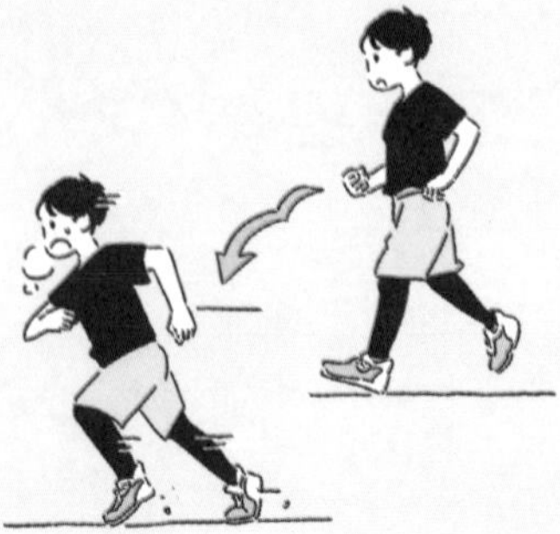

CHAPTER 2 運動

技法 1　漸進運動

CHAPTER 3 毒與斷食

技法 2　AMPK飲食法

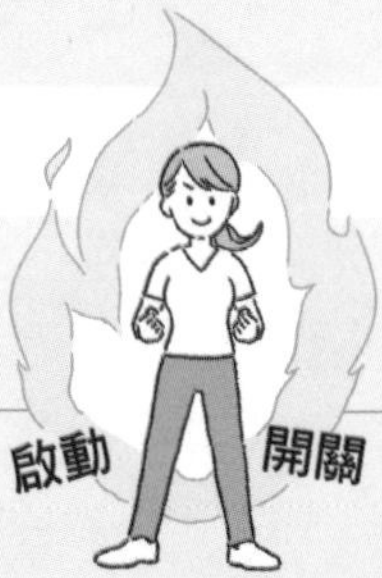

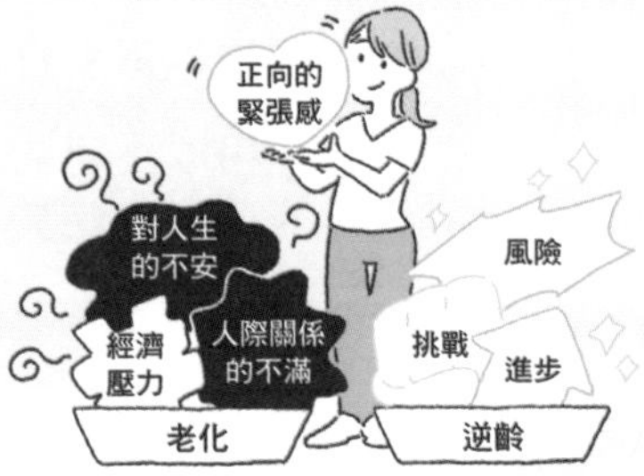

CHAPTER 4 心智

技法 3 暴露法

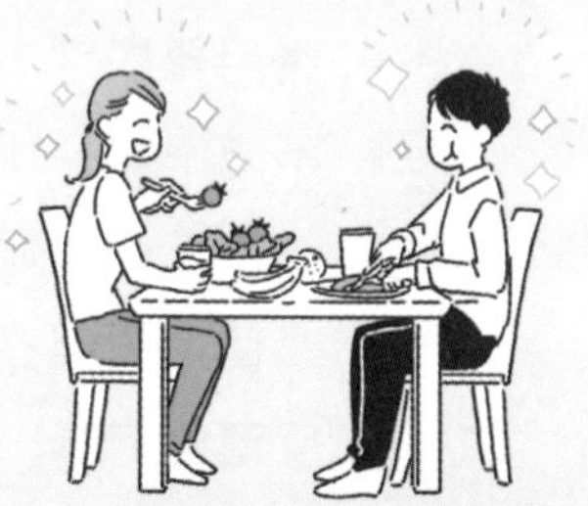

CHAPTER 5 營養素

技法 1 高品質飲食

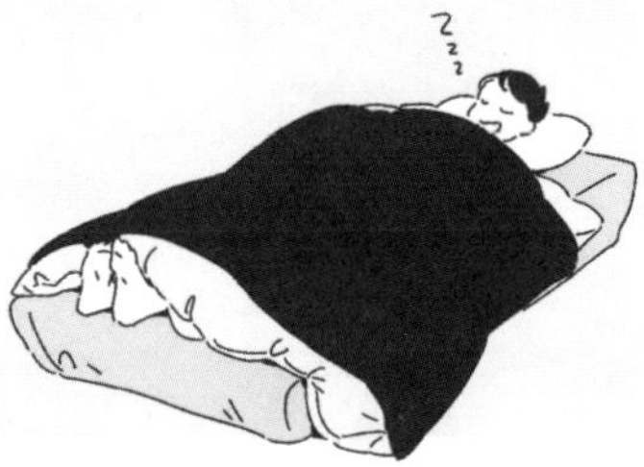

CHAPTER 6 睡眠

技法 2 多重休息

CHAPTER 7 美膚

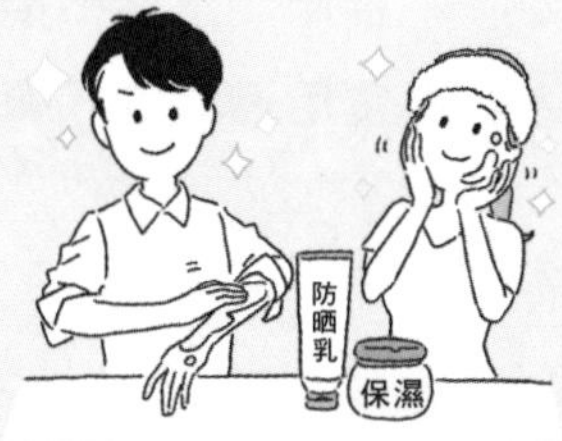

技法 3 全球共通標準保養法

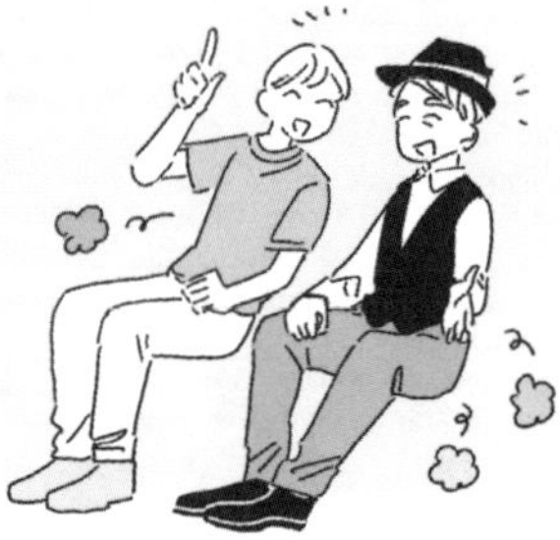

CHAPTER 8 脫洗腦

技法 4 脫洗腦

參考文獻

前言

1. Hillard Kaplan et al.（2017）Coronary atherosclerosis in indigenous South American Tsimane: a cross-sectional cohort study. Tha Lancet, 389 ：P1730-173

Part 1

1. Duck-chul Lee et al.（2014）Leisure-time running reduces all-cause and cardiovascular mortality risk. Journal of the American College of Cardiology, 64 ：472-481
2. Edward J. Calabrese（2014）Hormesis ：from mainstream to therapy. J Cell Commun Signal, 8 ：289-291
3. Christensen K, Thinggaard M, McGue M, et al. Perceived age as clinically useful biomarker of ageing ：cohort study. BMJ., 339, 2009, b5262.
4. Miyawaki S, Kohara K, Kido T, et al. Facial pigmentation as a biomarker of carotid atherosclerosis in middle-aged to elderly healthy Japanese subjects.
5. 山內一也，三瀬勝利（2014）ワクチン　（暫譯：疫苗學）。岩波書店。
6. Tanjaniina Laukkanen et al.（2015）Association Between Sauna Bathing and Fatal Cardiovascular and All-Cause Mortality Events. JAMA Internal Medicine 175 ：542
7. Tanjaniina Laukkanen et al.（2017）Sauna Bathing is inversely associated with dementia and Alzheimer’ s disease in middle-aged Finnish men. Age and Aging, 46 ：245-249
8. Tahereh Farkhondeh et al.（2020）The therapeutic effect of resveratrol ：Focusing on the Nrf2 signaling pathway. Biomedicine & Pharmacotherpy ；127 ；110234
9. D E Stevenson et al（2017）Polyphenolic phytochemicals--just antioxidants or much more? Cell Mol Life Sci 64（22）：2900-16
10. Philip L. Hooper et al.（2010）Xenohormesis ：health benefits from an eon of plant stress response evolution. Cell Stress Chaperones, 15（6）：761-770
11. ジャン ハッツフェルド（2013）隣人が殺人者に わる時－ルワンダ ジェノサイド生存者たちの証言。かもがわ出版（原書：Jean Hatzfeld（2007）Life Laid Bare ：The Survivors in Rwanda Speak. Other Press）
12. Caroline Williamson Sinalo（2018）Rwanda After Genocide ：Gender, Identity and Post-Traumatic Growth. Cambridge University Press）
13. Hulbert, J. C., & Anderson, M. C.（2018）What Doesn’ t Kill You Makes You Stronger ：Psychological trauma and Its relationship to enhanced memory control. Journal of Experimental Psychology ：General, 147（12）, 1931-1949
14. Mary Black Johnson, et al.（1992）A Review of Overtraining Syndrome- Recognizing the Signs and S ymptoms. J Athl Train. ；27 ：352-354
15. https://www.apa.org/press/releases/2006/01/ stress- management（2020年11月15日瀏覽）
16. Cary Cooper, James Campbell Quick（2017）The Handbook of Stress and Health: A Guide to Research and Practice. Wiley-Blackwell
17. Ericsson, K. A., Krawmpe, R. T., & Tesch- Römer, C.（1993）The role of deliberate practice in the acquisition of expert performance. Psychological Review ：100, 363-406
18. Jonathan Shaw（2016）Born to Rest. Harvard Magazine
19. Regina Guthold et al.（2018）Worldwide trends in insufficient physical activity from 2001 to 2016 ：a pooled analysis of 358 population-based surveys with 1.9 million participants. The Lancet Global Health ；6（10）：e1077-e1086
20. Evy Poumpouras（2020）Becoming Bulletproof ：Protect Yourself, Read People, Influence Situations, and Live Fearlessly. Atria Books

Part 2

1. Mark Tarnopolsky（2014）Exercise as a Countermeasure for Aging ： From Mice to Humans. 23rd Annual Meeting of the American Medical Society for Sports Medicine
2. Nikitas N. Nomikos et al.（2018）Exercise, Telomeres, and Cancer ： “The Exercise-Telomere Hypothesis” Front Physiol, 9 ：1798
3. Tarumi Takashi et al.（2019）Exercise Training in Amnestic Mild Cognitive Impairment ：A One-Year Randomized Controlled Trial. Journal of Alzheimer’ s Disease ；71（2）：421-433.
4. Veronica Guadagni et al.（2020）Aerobic exercise improves cognition and cerebrovascular regulation in older adults. Neurology ；94（21）：e2245-e2257
5. Alia J Crum, Ellen J Langer（2007）Mind-set matters ：exercise and the placebo effect. Psychol

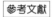

Sci ; 18 : 165-71
6. Alan A Aragon et al. (2017) International society of sports nutrition position stand : diets and body composition. J Int Soc Sports Nutr. 14 ; 14 : 16
7. Eric Ravussin et al. (2005) A NEAT way to control weight? Science ; 307, 530-531
8. James Levine (2009) Move a Little, Lose a Lot: New N.E.A.T. Science Reveals How to Be Thinner, Happier, and Smarter. Harmony ; B002B7R4EU
9. Emmanuel Stamatakis et al. (2018) Short and sporadic bouts in the 2018 US physical activity guidelines : Is high-intensity incidental physical activity the new HIIT? Br J Sports Med ; 53 : 1137-1139
10. Katrina L. Piercy et al. (2018) The physical activity guidelines for Americans. JAMA ; 320 : 2020-2028
11. James A Levine (2002) Non-exercise activity thermogenesis (NEAT). Best Practice & Research Clinical Endocrinology & Metabolism ; 16 (4) : 679-702
12. Johannes Scherr et al. (2013) Associations between Borg' s rating of perceived exertion and physi ological measures of exercise intensity. Eur J Appl Physiol ; 113 : 147-55
13. Ulf Ekelund et al. (2019) Dose-response associations between accelerometry measured physical activity and sedentary time and all cause mortality : systematic review and harmonized meta-analysis. BMJ ; 366 : l4570
14. Dorothy D. Dunlop et al. (2019) One Hour a Week : moving to prevent disability in adults with lowe r extremity joint symptoms. American Journal of Preventive Medicine ; 56 : 664-672
15. Harvey SB, et al. (2018) Exercise and the prevention of depression : Results of the HUNT Cohort Study. The American Journal of Psychiatry ; 175 : 28-36
16. Pedro F. Saint-Maurice et al. (2018) Moderate-to-Vigorous Physical Activity and All-Cause Mortality : Do Bouts Matter? Journal of the American Heart Association ; 7 : e007678
17. Joyce Gomes-Osman et al. (2018) Exercise for cognitive brain health in aging A systematic review for an evaluation of dose. Neurology : Clinical Practice ; 8 : 257-265
18. Shizue Masuk et al. (2019) High-Intensity Walking Time Is a Key Determinant to Increase Physical Fitness and Improve Health Outcomes After Interval Walking Training in Middle-Aged and Older People. Mayo Clinic Proceedings ; 94 : 2415-2426
19. Jenna B Gillen et al. (2016) Twelve Weeks of Sprint Interval Training Improves Indices of Cardiomet abolic Health Similar to Traditional Endurance Training despite a Five-Fold Lower Exercise Volume a nd Time Commitment. PLoS ; 11 : e0154075
20. Gustavo Z Schaun et al. (2018) Whole-Body High-Intensity Interval Training Induce Similar Cardiorespiratory Adaptations Compared With Traditional High-Intensity Interval Training and Moderate-Intensity Continuous Training in Healthy Men. The Journal of Strength & Conditioning Research ; 32 : 2730-2742
21. Gill McRae et al. (2012) Extremely low volume, whole-body aerobic- resistance training improves aerobic fitness and muscular endurance in females. Applied Physiology, Nutrition and Metabolism ; 37 : 1124-31
22. E Ernst (1990) [Hardening against the common cold--is it possible?] MMW Fortschritte der Medizin ; 108 : 586-8
23. Tanjaniina Laukkanen et al. (2017) Acute effects of sauna bathing on cardiovascular function. Journal of Human Hypertension ; 32 : 129-138
24. W.G. Siems et al. (1999) Improved antioxidative protection in winter swimmers. QJM : 92 : 193-8
25. Pascal Imbeault at al. (2009) Cold exposure increases adiponectin levels in men. Metabolism ; 58 : 552-9
26. Geert A Buijze et al. (2016) The Effect of Cold Shower on Heath and Work: A Randomized Controlled Trial. PLoS One ; 11 : e0161749
27. Antero Salminen et al. (2012) AMP-activated protein kinase (AMPK) controls the aging process via an integrated signaling network. Ageing Research Reviews ; 11 : 230-41
28. Rafael de Cabo et al. (2019) Effects of Intermittent Fasting on Health, Aging, and Disease. The New England Journal of Medicine ; 381 : 2541-2551
29. Kanti Bhooshan Pandey et al. (2009) Plant polyphenols as dietary antioxidants in human health and disease. Oxidative Medicine and Cellular Longevity ; 2 : 270-278
30. Pérez-Jiménez, J., et al. (2010) Identification of the 100 richest dietary sources of polyphenols: An application of the Phenol-Explorer database. European Journal of clinical nutrition ; 64 : 112-120
31. Nicola P. Bondonno et al. (2019) Flavonoid intake is associated with lower mortality in the Danish Diet Cancer and Health Cohort. Nature Communications ; 10 : 3651
32. Najmeh Maharlouei et al. (2019) The effects of ginger intake on weight loss and metabolic profiles among overweight and obese subjects : A systematic review and meta-analysis of randomized controlled trials. Crit Rev Food Sci Nutr ; 59 : 1753-1766

33. Makan Pourmasoumi et al. (2018) The effect of ginger supplementation on lipid profile : A systematic review and meta-analysis of clinical trials. Phytomedicine ; 43 : 28-36
34. Mariangela Rondanelli et al. (2017) The effect and safety of highly standardized Ginger (Zingiber officinale) and Echinacea (Echinacea angustifolia) extract supplementation on inflammation and chronic pain in NSAIDs poor responders. A pilot study in subjects with knee arthrosis. Natural Product Research ; 31 : 1309-1313
35. Zhou Xi et al. (2020) Garlic intake and the risk of colorectal cancer A meta-analysis. Medicine ; 99 : e18575
36. Hai-Peng Wang et al. (2015) Effect of Garlic on Blood Pressure : A Meta-Analysis. The Journal of Clinical Hypertension ; 17 : 223-31
37. Shaghayegh Emami et al. (2017) The effect of garlic intake on glycemic control in humans : a systematic review and meta-analysis. Progress in Nutrition ; 19 : 10-18
38. Tram Kim Lam et al. (2010) Cruciferous vegetable consumption and lung cancer risk: a systematic review. Cancer Epidemiol Biomarkers Prev ; 18 : 184-195
39. Xiaojiao Liu et al. (2013) Cruciferous vegetables intake is inversely associated with risk of breast cancer : a meta-analysis. The Breast ; 22 : 309-313
40. Genevieve Tse et al. (2014) Cruciferous vegetables and risk of colorectal neoplasms : a systematic review and meta-analysis. Nutr Cancer ; 66 : 128-39
41. Nagisa Mori et al. (2019) Cruciferous vegetable intake and mortality in middle-aged adults : A prospective cohort study. Clinical Nutrition ; 38 : 631-643
42. Ruth E. Patterson et al. (2017) Metabolic Effects of Intermittent Fasting. Annu Rev Nutr ; 37 : 371-393
43. Rona Antoni et al. (2018) A pilot feasibility study exploring the effects of a moderate time-restricted feeding intervention on energy intake, adiposity and metabolic physiology in free-living human subjects. Journal of Nutritional Science ; 7 : e22
44. Elizabeth F Sutton et al. (2018) Early Time-Restricted Feeding Improves Insulin Sensitivity, Blood Pressure, and Oxidative Stress Even without Weight Loss in Men with Prediabetes. Cell Metabolism ; 27 : 1212-1221
45. Pons, Victoria et al. (2018) Calorie restriction regime enhances physical performance of trained athletes. Journal of the International Society of Sports Nutrition ; 15
46. Sebastian Brandhorst et al. (2015) A Periodic Diet that Mimics Fasting Promotes Multi-System Regeneration, Enhanced Cognitive Performance, and Healthspan. Cell Metabolism ; 22 : 86-99
47. Min Wei et al. (2017) Fasting-mimicking diet and markers/risk factors for aging, diabetes, cancer, and cardiovascular disease. Science Translational Medicine ; 9 : eaai8700
48. Victoria A Catenacci et al. (2016) A randomized pilot study comparing zero-calorie alternate-day fasting to daily caloric restriction in adults with obesity. Obesity (Silver Spring) ; 24 : 1874-83
49. Slaven Stekovic et al. (2019) Alternate Day Fasting Improves Physiological and Molecular Markers of Aging in Healthy, Non-obese Humans. Cell Metabolism ; 30 : 462-476
50. Vincenzo Sorrenti et al. (2020) Deciphering the Role of Polyphenols in Sports Performance : From Nutritional Genomics to the Gut Microbiota toward Phytonutritional Epigenomics. Nutrients ; 12 : 1265
51. Teayoun Kim et al. (2009) Curcumin activates AMPK and suppresses gluconeogenic gene expression in hepatoma cells. Biochemical and Biophysical Research Communications ; 338 : 377-382
52. Laura Fusar-Poli et al. (2020) Curcumin for depression : a meta-analysis. Critical Reviews in Food Science Nutrition ; 60 : 2643-2653
53. Si Qin et al. (2017) Efficacy and safety of turmeric and curcumin in lowering blood lipid levels in patients with cardiovascular risk factors : a meta-analysis of randomized controlled trials. Nutrition Journal ; 16 : 68
54. Kathryn M. Nelson et al. (2017) The Essential Medicinal Chemistry of Curcumin. Journal of Medicinal Chemistry ; 60 : 1620-1637
55. Leila Gorgani et al. (2016) Piperine—The Bioactive Compound of Black Pepper : From Isolation to Medicinal Formulations. Comprehensive Reviews in Food Science and Food Safety ; 16
56. Hiroki Sasaki et al. (2011) Innovative Preparation of Curcumin for Improved Oral Bioavailability. Biological and Pharmaceutical Bulletin ; 34 : 660-665
57. B. Antony et al. (2008) A Pilot Cross-Over Study to Evaluate Human Oral Bioavailability of BCM-95®CG (Biocurcumax™) , A Novel Bioenhanced Preparation of Curcumin. Indian Journal of Pharmaceutical Sciences ; 70 : 445-449
58. Hamed Mirzaei et al. (2017) Phytosomal curcumin : A review of pharmacokinetic, experimental an d clinical studies. Biomedicine and Pharmacotherapy 85 : 102-112
59. Haohai Huang et al. (2016) The effects of resveratrol intervention on risk markers of cardiovascular

health in overweight and obese subjects：a pooled analysis of randomized controlled trials. Obesity reviews；17：1329-1340

60. Stefan Agrigoroaei et al.（2017）Stress and Subjective Age：Those With Greater Financial Stress Look Older. Research on aging；39（10）：1075-1099
61. Theresa M Harrison et al.（2012）Superior memory and higher cortical volumes in unusually successful cognitive aging. Journal of the International Neuropsychological Society 18：1081-5
62. Tamar Gefen et al.（2014）Longitudinal neuropsychological performance of cognitive SuperAgers. Journal of the American Geriatrics Society；62（8）：1598-600
63. Felicia W. Sun et al.（2016）Youthful Brains in Older Adults：Preserved Neuroanatomy in the Default Mode and Salience Networks Contributes to Youthful Memory in Superaging. Journal of Neuroscience；36：9659-9668
64. Jeremy S. Joseph et al.（2008）Exposure Therapy for Posttraumatic Stress Disorder. The Journal of Behavior Analysis of Offender and Victim Treatment and Prevention, 1, 69-79
65. Tina Seelig（2018）How to Catch the Winds of Luck. Ideas and Research from Stanford University
66. Park, C. L. et al.（1996）Assessment and prediction of stress-related growth. Journal of Personality；64：71-105
67. Lawrence C. Katz et al.（2014）Keep Your Brain Alive：83 Neurobic Exercises to Help Prevent Memory Loss and Increase Mental Fitness. Workman
68. Thomas F. Denson et al.（2012）Self-Control and Aggression. Current Directions in Psychological Science；21：20-25
69. Maguire A. Eleanor et al.（1997）Recalling Routes around London：Activation of the Right Hippocampus in Taxi Drivers. Journal of Neuroscience；17：7103-7110

Part 3

1. https://www.hsph.harvard.edu/nutritionsource/healthy-weight/best-diet-quality-counts/（2020年11月1日瀏覽）
2. D. L. Katz et al.（2014）Can We Say What Diet Is Best for Health；35：83-103
3. Dariush Mozaffarian et al.（2011）Changes in diet and lifestyle and long-term weight gain in women and men. The New England journal of medicine；364：2392-404
4. Frank M Sacks et al.（2009）Comparison of weight-loss diets with different compositions of fat, protein, and carbohydrates. The New England journal of medicine；360：859-73
5. Fatemeh Foroozanfard et al.（2017）The effects of dietary approaches to stop hypertension diet on weight loss, anti-Müllerian hormone and metabolic profiles in women with polycystic ovary syndrome：A randomized clinical trial. Clinical endocrinology；87：51-58
6. Ingrid Toews et al.（2019）Association between intake of non-sugar sweeteners and health outcomes：systematic review and meta-analyses of randomised and non-randomised controlled trials and observational studies. British medical journal；364：k4718
7. Joseph G Mancini et al.（2016）Systematic Review of the Mediterranean Diet for Long-Term Weight Loss. The American journal of medicine；129（4）：407-415.e4
8. Justyna Godos et al.（2019）Adherence to the Mediterranean Diet is Associated with Better Sleep Quality in Italian Adults. Nutrients；11（5），976
9. Victoria Meslier et al.（2020）Mediterranean diet intervention in overweight and obese subjects lowers plasma cholesterol and causes changes in the gut microbiome and metabolome independently of energy intake. Gut；69（7）：1258-1268
10. Denes Stefler et al.（2017）Mediterranean diet score and total and cardiovascular mortality in Eastern Europe：the HAPIEE study. European journal of nutrition；56（1）：421-429
11. Sarah Am Kelly et al.（2017）Whole grain cereals for the primary or secondary prevention of cardiovascular disease. The Cochrane database of systematic reviews；8：CD005051
12. MG Griswold et al.（2018）Alcohol use and burden for 195 countries and territories, 1990-2016：a systematic analysis for the Global Burden of Disease Study 2016. Lancet；392：1015-35
13. Masayoshi Zaitsu et al.（2019）Light to Moderate Amount of Lifetime Alcohol Consumption and Risk of Cancer in Japan. Cancer；126：1031-1040
14. Dagfinn Aune et al.（2017）Fruit and vegetable intake and the risk of cardiovascular disease, total cancer and all-cause mortality-a systematic review and dose-response meta-analysis of prospective studies. International Journal of Epidemiology；46：1029-1056
15. Veronica Dewanto et al.（2002）Thermal processing enhances the nutritional value of tomatoes by increasing total antioxidant activity. Journal of agricultural and food chemistry；50：3010-4
16. Martijn Vermeulen et al.（2008）Bioavailability and kinetics of sulforaphane in humans after consumption of cooked versus raw broccoli.；56（22）：10505-9
17. Kim JY, Kwon YM, et al.（2018）Effects of the Brown Seaweed Laminaria japonica Supplementation

on Serum Concentrations of IgG, Triglycerides, and Cholesterol, and Intestinal Microbiota Composition in Rats. Frontiers in Nutrition ；5：23
18. Crystal Smith-Spangler et al.（2012）Are organic foods safer or healthier than conventional alternatives?：a systematic review. Annals of internal medicine ；157：348-66
19. Marcin Bara ski et al.（2014）Higher antioxidant and lower cadmium concentrations and lower incidence of pesticide residues in organically grown crops ：a systematic literature review and meta-analyses. The British journal of nutrition ；112：794-811
20. Laure Schnabel et al.（2019）Association Between Ultraprocessed Food Consumption and Risk of Mortality Among Middle-aged Adults in France. JAMA Internal Medicine ；179：490-498
21. Thibault Fiolet et al.（2018）Consumption of ultra-processed foods and cancer risk ：results from NutriNet-Santé prospective cohort. British medical journal ；360：k322
22. M Estévez et al.（2017）Dietary protein oxidation ：A silent threat to human health? Critical reviews in food science and nutrition ；57：3781-3793
23. Paul B Pencharz et al.（2016）Recent developments in understanding protein needs - How much and what kind should we eat? Applied physiology, nutrition, and metabolism ；41：577-80
24. Chad M Kerksick（2018）ISSN exercise & sports nutrition review update ：research & recommendations. Journal of the International Society of Sports Nutrition ；15：38
25. Rui Ganhão et al.（2010）Protein oxidation in emulsified cooked burger patties with added fruit extracts ：Influence on colour and texture deterioration during chill storage. Meat Science ；85：402-409
26. Rebecca P Dearlove et al.（2008）Inhibition of protein glycation by extracts of culinary herbs and spices. Journal of medicinal food ；11：275-81
27. Jaime Uribarri et al.（2010）Advanced Glycation End Products in Foods and a Practical Guide to Their Reduction in the Diet. Journal of the American Dietetic Association ；110：911-916
28. K I Skog et al.（1998）Carcinogenic heterocyclic amines in model systems and cooked foods ：a review on formation, occurrence and intake. Food and chemical toxicology ：an international journal published for the British Industrial Biological Research Association. ；36（9-10）：879-96
29. S Murray et al.（2001）Effect of cruciferous vegetable consumption on heterocyclic aromatic amine metabolism in man. Carcinogenesis ；22（9）：1413-20
30. Mario Estévez et al.（2011）Protein carbonyls in meat systems ：a review. Meat science ；89：259-79
31. http://www.iarc.fr/en/media-centre/pr/2015/pdfs/pr240_E.pdf（2020年11月1日瀏覽）
32. Victor W Zhong et al.（2020）Associations of Processed Meat, Unprocessed Red Meat, Poultry, or Fish Intake With Incident Cardiovascular Disease and All-Cause Mortality. JAMA internal medicine ；180：503-512
33. David S Weigle et al.（2005）A high-protein diet induces sustained reductions in appetite, ad libitum caloric intake, and body weight despite compensatory changes in diurnal plasma leptin and ghrelin concentrations. The American Journal of Clinical Nutrition ；82：41-48
34. Heather J Leidy et al.（2011）The effects of consuming frequent, higher protein meals on appetite and satiety during weight loss in overweight/obese men. Obeity（Silver Spring）；19：818-24
35. Dariush Sheikholeslami Vatani et al.（2012）Changes in antioxidant status and cardiovascular risk factors of overweight young men after six weeks supplementation of whey protein isolate and resistance training. Appetite ；59：673-8
36. Sebely Pal et al.（2010）Effects of whey protein isolate on body composition, lipids, insulin and glucose in overweight and obese individuals. The British journal of nutrition ；104：716-23
37. Ronald J Maughan（2013）Quality assurance issues in the use of dietary supplements, with special reference to protein supplements. The Journal of nutrition. ；143：1843S-1847S
38. Dariush Mozaffarian et al.（2006）Fish intake, contaminants, and human health ：evaluating the risks and the benefits. Journal of the American Medical Association ；296：1885-99
39. Malden C. Nesheim et al.（2007）Seafood Choices Balancing Benefits and Risks. Natl Academy Press
40. Rubén Domínguez et al.（2012）Cholesterol and Lipid Peroxides in Animal Products and Health Implications – A Review. Annals of Animal Science ；12：25-52
41. James J DiNicolantonio et al.（2018）：the oxidized linoleic acid hypothesis. Open Heart ；5：e000898
42. Nithya Neelakantan et al.（2020）The Effect of Coconut Oil Consumption on Cardiovascular Risk Factors ：A Systematic Review and Meta-Analysis of Clinical Trials. Circulation ；141：803-814
43. P Oyetakin-White et al.（2015）Does poor sleep quality affect skin ageing? Clinical and experimental dermatology ；40：17-22
44. Fernando Mata Ordóñez et al.（2017）Sleep improvement in athletes: use of nutritional supplements. Arch Med Deporte ；34：93-99

45. Kenji Obayashi et al. (2018) Bedroom Light Exposure at Night and the Incidence of Depressive Symptoms：A Longitudinal Study of the HEIJO-KYO Cohort. American Journal of Epidemiology；187：427-434
46. Tetsuo Harada et al. (2003) Effects of the usage of a blacked-out curtain on the sleep-wake rhythm of Japanese University students. Sleep and Biological Rhythms 1：179-181
47. Joshua J. Gooley et al. (2011) Exposure to Room Light before Bedtime Suppresses Melatonin Onset and Shortens Melatonin Duration in Humans. The Journal of clinical endocrinology and metabolism；96：E463-E472
48. Hana Locihová et al. (2018) Effect of the use of earplugs and eye mask on the quality of sleep in intensive care patients：a systematic review. Journal of sleep research；27：e12607
49. Mariana G Figueiro et al. (2017) The impact of daytime light exposures on sleep and mood in office workers. Sleep Health；3：204-215
50. Amber Brooks et al. (2006) A brief afternoon nap following nocturnal sleep restriction：which nap duration is most recuperative? Sleep；29 (6)：831-40
51. Fujiwara Y, Machida A, Watanabe Y, et al. (2005) Association between dinner-to-bed time and gastro-esophageal reflux disease. American Journal of Gastroenterology；100：2633-6
52. Annie Britton et al. (2020) The association between alcohol consumption and sleep disorders among older people in the general population. Scientific Reports；10：5275
53. Frances O' Callaghan et al. (2018) Effects of caffeine on sleep quality and daytime functioning. Risk management and healthcare policy；11：263-271
54. Masahiro Banno et al. (2018) Exercise can improve sleep quality：a systematic review and meta-analysis. PeerJ；6：e5172
55. Jessica R. Lunsford-Avery et al. (2018) Validation of the Sleep Regularity Index in Older Adults and Associations with Cardiometabolic Risk. Scientific Reports；8：14158
56. Jodi A. Mindell et al. (2009) A Nightly Bedtime Routine: Impact on Sleep in Young Children and Maternal Mood. Sleep；32：599-606
57. Geir Scott Brunborg et al. (2011) The relationship between media use in the bedroom, sleep habits and symptoms of insomnia. Journal of Sleep Research；20：569-575
58. Nick Obradovich et al. (2017) Nighttime temperature and human sleep loss in a changing climate. Science advances；3：e1601555
59. Fernando Mata Ordóñez et al. (2017) Sleep improvement in athletes：use of nutritional supplements. Arch Med Deporte；34：93-99
60. P Strøm-Tejsen et al. (2016) The effects of bedroom air quality on sleep and next-day performance. Indoor Air；26：679-86
61. Joseph G. Allen et al. (2016) Associations of Cognitive Function Scores with Carbon Dioxide, Ventilation, and Volatile Organic Compound Exposures in Office Workers：A Controlled Exposure Study of Green and Conventional Office Environments. Environ Health Perspect；124：805-812
62. Joshua J. Gooley et al. (2011) Exposure to Room Light before Bedtime Suppresses Melatonin Onset and Shortens Melatonin Duration in Humans. The Journal of clinical endocrinology and metabolism；96：E463-E472
63. Mariana G Figueiro et al. (2011) The impact of light from computer monitors on melatonin levels in college students. Neuro endocrinology letters；32 (2)：158-63
64. Melanie Knufinke et al. (2019) Restricting short-wavelength light in the evening to improve sleep in recreational athletes - A pilot study. European journal of sport science；19：728-735
65. Kimberly Burkhart et al. (2009) Amber lenses to block blue light and improve sleep：a randomized trial. Chronobiology international；26：1602-12
66. Rochelle Ackerley et al. (2015) Positive effects of a weighted blanket on insomnia. Journal of Sleep Medicine & Disorders；2：1022
67. Brian Mullen BS et al. (2008) Exploring the Safety and Therapeutic Effects of Deep Pressure Stimulation Using a Weighted Blanket. Occupational Therapy in Mental Health；24：65-89
68. Paul Gringras et al. (2014) Weighted blankets and sleep in autistic children--a randomized controlled trial. Pediatrics；134：298-306
69. Shahab Haghayegh et al. (2019) Before-bedtime passive body heating by warm shower or bath to improve sleep：A systematic review and meta-analysis. Sleep Medicine Reviews；46：124-135
70. Marie-Pierre St-Onge et al. (2016) Effects of Diet on Sleep Quality. Advances in Nutrition；7：938-949
71. Clarinda Nataria Sutanto et al. (2020) Association of Sleep Quality and Macronutrient Distribution：A Systematic Review and Meta-Regression. Nutrients；12：126
72. Marie-Pierre St-Onge et al. (2016) Fiber and Saturated Fat Are Associated with Sleep Arousals and Slow Wave Sleep. Journal of Clinical Sleep Medicine.；12：19-24
73. Robert P Smith et al. (2019) Gut microbiome diversity is associated with sleep physiology in

humans. PLoS One ; 14 : e0222394
74. Kees Meijer et al. (2010) Butyrate and other short-chain fatty acids as modulators of immunity : what relevance for health? Current opinion in clinical nutrition and metabolic care ; 13 : 715-21
75. Maddalena Rossi et al. (2005) Fermentation of Fructooligosaccharides and Inulin by Bifidobacteria : a Comparative Study of Pure and Fecal Cultures. Applied and environmental microbiology ; 71 : 6150-6158
76. D L Topping et al. (2001) Short-chain fatty acids and human colonic function : roles of resistant starch and nonstarch polysaccharides. Physiological reviews ; 81 : 1031-64
77. Tanja van der Zweerde et al. (2019) Cognitive behavioral therapy for insomnia : A meta-analysis of long-term effects in controlled studies. Sleep Medicine Review ; 48 : 101208
78. Michael Ussher et al. (2009) Effect of isometric exercise and body scanning on cigarette cravings and withdrawal symptoms. Addiction ; 104 : 1257-7
79. Blaine Ditto et al. (2006) Short-term autonomic and cardiovascular effects of mindfulness body scan meditation. Annals of behavioral medicine : a publication of the Society of Behavioral Medicine ; 32 : 227-34
80. Michael K Scullin et al. (2018) The effects of bedtime writing on difficulty falling asleep : A polysomnographic study comparing to-do lists and completed activity lists. Journal of experimental psychology. General ; 147 : 139-146
81. Colleen E Carney et al. (2012) The consensus sleep diary : standardizing prospective sleep self-monitoring. Sleep ; 35 : 287-302
82. Arlener D. Turner et al. (2017) Is purpose in life associated with less sleep disturbance in older adults? Sleep Science and Practice ; 1 : 14
83. Aliya Alimujiang et al. (2019) Association Between Life Purpose and Mortality Among US Adults Older Than 50 Years. JAMA network open ; 2 : e194270
84. Ushma S. Neill (2012) Skin care in the aging female : myths and truths. The Journal of clinical investigation ; 122 : 473-477
85. Ichiro Iwai et al. (2013) Stratum corneum drying drives vertical compression and lipid organization and improves barrier function in vitro. Acta dermato venereologica ; 93 : 138-143
86. Steven Q. Wang et al. (2016) Principles and Practice of Photoprotection. Adis
87. Francis Hx Yap et al. (2017) Active sunscreen ingredients in Australia ; 58 : e160-e170
88. Henry W Lim et al. (2017) Current challenges in photoprotection. JAAD International ; 76 : S91-S99
89. Maria Celia B Hughes et al. (2013) Sunscreen and prevention of skin aging: a randomized trial. Annals of internal medicine ; 158 : 781-90
90. Divya R. Sambandan et al. (2011) Sunscreens: An overview and update. Journal of American Academy of Dermatology ; 64 : 748-58
91. M.S. Latha et al. (2013) Sunscreening Agents A Review. The Journal of clinical and aesthetic dermatology ; 6 : 16-26
92. Brummitte Dale Wilson et al. (2012) Comprehensive Review of Ultraviolet Radiation and the Current Status on Sunscreens. The Journal of clinical and aesthetic dematology ; 5 : 18-23
93. Stefan M. Herzog et al. (2017) Sun Protection Factor Communication of Sunscreen Effectiveness : A Web-Based Study of Perception of Effectiveness by Dermatologists. JAMA dermatology ; 153 (3) : 348-350
94. Joshua D Williams et al. (2018) SPF 100+ sunscreen is more protective against sunburn than SPF 50+ in actual use : Results of a randomized, double-blind, split-face, natural sunlight exposure clinical trial. Journal of the American Academy of Dermatology ; 78 : 902-910.e2
95. Nicholas Schmidt et al. (2011) Tretinoin : A Review of Its Anti-inflammatory Properties in the Treatment of Acne. The Journal of clinical and aesthetic dermatology ; 4 : 22-29
96. Stefano Veraldi et al. (2013) Short contact therapy of acne with tretinoin. The Journal of dermatolog treatment ; 24 : 374-6
97. Eric S Kim et al. (2017) Optimism and Cause-Specific Mortality : A Prospective Cohort Study. American Journal of Epidemiology ; 185 : 21-29
98. Lewina O. Lee et al. (2019) Optimism is associated with exceptional longevity in 2 epidemiologic cohorts of men and women. Proceedings of the National Academy of Sciences of the United States of America ; 116 : 18357-18362
99. Becca R Levy et al. (2018) Positive age beliefs protect against dementia even among elders with high-risk gene. PLoS One ; 13 : e0191004
100. Becca R Levy et al. (2002) Longevity increased by positive self-perceptions of aging. J Pers Soc Psychol ; 83 : 261-70
101. PMCID: PMC5590529
PMID: 28904594

Paul Kenneth Hitchcott et al.（2017）Psychological Well-Being in Italian Families：An Exploratory Approach to the Study of Mental Health Across the Adult Life Span in the Blue Zone. Europe' s journal of psychology；13：441-454
102. Wilver, N. L., Summers, B. J., & Cougle, J. R.（2020）. Effects of safety behavior fading on appearance concerns and related symptoms. Journal of Consulting and Clinical Psychology；88：65-74
103. Grace Holland et al.（2016）A systematic review of the impact of the use of social networking sites on body image and disordered eating outcomes. Body Image；17：100-110
104. RSPH（2017）#StatusOfMind social media and young people' s mental health and wellbeing https://www.rsph.org.uk/static/uploaded/d125b27c-0b62-41c5-a2c0155a8887cd01.pdf（2020年11月1日瀏覽）
105. Jessica C Levenson et al.（2017）Social Media Use Before Bed and Sleep Disturbance Among Young Adults in the United States：A Nationally Representative Study. Sleep；40
106. John S. Hutton et al.（2020）Associations Between Screen-Based Media Use and Brain White Matter Integrity in Preschool-Aged Children. JAMA Pediatr；174：e193869
107. Happiness Research Institute（2015）The Facebook experiment does social media affect the quality of our lives? https://www.happinessresearchinstitute.com/publications（2020年11月1日瀏覽）
108. Laura M Hsu et al.（2010）The Influence of Age-Related Cues on Health and Longevity. Perspectives on psychological science：a journal of the Association for Psychological Science；5（6）：632-48
109. Alexander C. N., & Langer E. J.（Eds.）（1990）. Higher stages of human development: Perspectives on adult growth. Oxford University Press.
110. Isla Rippon et al.（2015）Feeling old vs being old: associations between self-perceived age and mortality. JAMA internal medicine；175：307-9
111. Yannick Stephan et al.（2016）Feeling older and risk of hospitalization：Evidence from three longitudinal cohorts. Health Psychology：official journal of the Division of Health Psychology, American Psychological Association；35：634-7
112. Francisco Rodríguez-Cifuentes et al.（2018）Older Worker Identity and Job Performance：The Moderator Role of Subjective Age and Self-Efficacy. Int J Environ Res Public Health；15（12）：2731
113. Juyoung Park et al.（2020）A Narrative Review of Movement-Based Mind-Body Interventions：Effects of Yoga, Tai Chi, and Qigong for Back Pain Patients. Holistic nursing practice；34：3-23
114. Dianne Neumark-Sztainer et al.（2018）Yoga and body image：How do young adults practicing yoga describe its impact on their body image? Body Image；27：156-168
115. Sara Elysia Clancy（2010）The effects of yoga on body dissatisfaction, self-objectification, and mindfulness of the body in college women. Washington State University, ProQuest Dissertation Publishing. 3437155
116. Jessica M Alleva et al.（2015）Expand Your Horizon：A programme that improves body image and reduces self-objectification by training women to focus on body functionality. Body Image；15：81-9
117. Angelina R. Sutin et al.（2013）Perceived Weight Discrimination and Obesity. PLoS One；8：e70048
118. Allison C Kelly et al.（2014）Self-compassion moderates the relationship between body mass index and both eating disorder pathology and body image flexibility. Body Image；11：446-53

Part 4

1. Lauri Nummenmaa et al.（2020）Lowered endogenous mu-opioid receptor availability in subclinical depression and anxiety. Neuropsychopharmacology；45：1953-1959
2. Zoe Diana Draelos（2007）Skin lightening preparations and the hydroquinone controversy. Dermatologic Therapy；20：308-13
3. Farid Menaa et al.（2014）Chapter 63 - Polyphenols against Skin Aging. Polyphenols in Human Health and Disease；1：819-830
4. Joseph Michael Northey et al.（2018）Exercise interventions for cognitive function in adults older than 50：a systematic review with meta-analysis. British Journal of sports medicine；52：154-160
5. Roy J Hardman et al.（2016）Adherence to a Mediterranean-Style Diet and Effects on Cognition in Adults：A Qualitative Evaluation and Systematic Review of Longitudinal and Prospective Trials. Frontiers in Nutrition；3：22

Creative 172

不生病的生活真好：寫給你的健康長壽寶典

作　者｜鈴木祐
譯　者｜李瓔祺
出 版 者｜大田出版有限公司
台北市一〇四四五中山北路二段二十六巷二號二樓
E-mail｜titan@morningstar.com.tw http：//www.titan3.com.tw
編輯部專線｜（02）2562-1383 傳真：（02）2581-8761
總 編 輯｜莊培園
副總編輯｜蔡鳳儀
行銷編輯｜陳映璇
行政編輯｜林珈羽
校　對｜黃薇霓／金文蕙／李瓔祺
初　刷｜二〇二二年二月一日　定價：三九九元
網路書店｜http://www.morningstar.com.tw（晨星網路書店）
TEL：04-2359-5819 FAX：04-2359-5493
購書 E-mail｜service@morningstar.com.tw
郵政劃撥｜15060393（知己圖書股份有限公司）
印　刷｜上好印刷股份有限公司
國際書碼｜978-986-179-703-8 CIP：411.1/110017745

填回函雙重禮
①立即送購書優惠券
②抽獎小禮物

國家圖書館出版品預行編目資料

不生病的生活真好：寫給你的健康長壽寶典／鈴木祐著；李瓔祺譯．
——初版——臺北市：大田，2022.02
面；公分．——（Creative；172）

ISBN 978-986-179-703-8（平裝）

411.1　　110017745